Anatomia Cirúrgica do Ouvido

Dissecção Baseada em Técnicas Operatórias

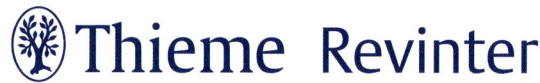

Vagner Antonio Rodrigues da Silva
Médico Otorrinolaringologista
Mestre e Doutor em Ciências pela Faculdade de Ciências Médicas da Universidade Estadual de Campinas (FCM-UNICAMP)
Professor Colaborador e da Pós-Graduação da Faculdade de Ciências Médicas da UNICAMP

Joel Lavinsky
Professor Adjunto da Universidade Federal do Rio Grande do Sul e do Programa de Pós-Graduação em Ciências Cirúrgicas da Faculdade de Medicina
Professor Livre-Docente de Otorrinolaringologia da Faculdade de Medicina da Universidade de São Paulo (FMUSP)
Mestre e Doutor em Ciências Cirúrgicas pela Universidade Federal do Rio Grande do Sul (UFRGS)
Pós-Doutor pela University of Southern California

André S. Albuquerque Maranhão
Médico Otorrinolaringologista
Mestre e Doutor em Otorrinolaringologia pela Faculdade de Medicina da Universidade Federal de São Paulo – UNIFESP

Arthur Menino Castilho
Médico Otorrinolaringologista
Doutor em Ciências pela Faculdade de Medicina da Universidade de São Paulo
Professor Associado/Livre-Docente pela Faculdade de Ciências Médicas da Universidade Estadual de Campinas (FCM-UNICAMP)
Presidente da Sociedade Brasileira de Otologia (SBO)

Anatomia Cirúrgica do Ouvido

Dissecção Baseada em Técnicas Operatórias

Vagner Antonio Rodrigues da Silva
Joel Lavinsky
André S. Albuquerque Maranhão
Arthur Menino Castilho

Thieme
Rio de Janeiro • Stuttgart • New York • Delhi

Dados Internacionais de Catalogação na Publicação (CIP) de acordo com ISBD

A535

Anatomia cirúrgica do ouvido: dissecção baseada em técnicas operatórias/Vagner Antonio Rodrigues da Silva... [et al.]. – Rio de Janeiro, RJ: Thieme Revinter, 2024.
16 x 23 cm
Inclui bibliografia.
ISBN 978-65-5572-249-9
eISBN 978-65-5572-250-5

1. Otorrinoaolaringologia. 2. Otologia – Cirurgia. I. Silva, Vagner Antonio Rodrigues da. II. Lavinsky, Joel. III. Maranhão, André Souza de Albuquerque. IV. Castilho, Arthur Menino.

CDD: 617.8

Elaborado por Maurício Amormino Júnior – CRB6/2422

Contato com os autores:
Vagner Antonio Rodrigues da Silva
vagrodrigues@hotmail.com

Joel Lavinsky
jlavinskybr@yahoo.com

André S. Albuquerque Maranhão
andre_maranhão@hotmail.com

Arthur Menino Castilho
arthurcastilho@gmail.com

© 2024 Associação Brasileira de Otorrinolaringologia e Cirurgia Cérvico-Facial – ABORL-CCF

Thieme Revinter Publicações Ltda.
Rua do Matoso, 170
Rio de Janeiro, RJ
CEP 20270-135, Brasil
http://www.ThiemeRevinter.com.br

Thieme USA
http://www.thieme.com

Design de Capa: © Thieme

Impresso no Brasil por Hawaii Gráfica e Editora Ltda.
5 4 3 2 1
ISBN 978-65-5572-249-9

Também disponível como eBook:
eISBN 978-65-5572-250-5

Nota: O conhecimento médico está em constante evolução. À medida que a pesquisa e a experiência clínica ampliam o nosso saber, pode ser necessário alterar os métodos de tratamento e medicação. Os autores e editores deste material consultaram fontes tidas como confiáveis, a fim de fornecer informações completas e de acordo com os padrões aceitos no momento da publicação. No entanto, em vista da possibilidade de erro humano por parte dos autores, dos editores ou da casa editorial que traz à luz este trabalho, ou ainda de alterações no conhecimento médico, nem os autores, nem os editores, nem a casa editorial, nem qualquer outra parte que se tenha envolvido na elaboração deste material garantem que as informações aqui contidas sejam totalmente precisas ou completas; tampouco se responsabilizam por quaisquer erros ou omissões ou pelos resultados obtidos em consequência do uso de tais informações. É aconselhável que os leitores confirmem em outras fontes as informações aqui contidas. Sugere-se, por exemplo, que verifiquem a bula de cada medicamento que pretendam administrar, a fim de certificar-se de que as informações contidas nesta publicação são precisas e de que não houve mudanças na dose recomendada ou nas contraindicações. Esta recomendação é especialmente importante no caso de medicamentos novos ou pouco utilizados. Alguns dos nomes de produtos, patentes e design a que nos referimos neste livro são, na verdade, marcas registradas ou nomes protegidos pela legislação referente à propriedade intelectual, ainda que nem sempre o texto faça menção específica a esse fato. Portanto, a ocorrência de um nome sem a designação de sua propriedade não deve ser interpretada como uma indicação, por parte da editora, de que ele se encontra em domínio público.

Todos os direitos reservados. Nenhuma parte desta publicação poderá ser reproduzida ou transmitida por nenhum meio, impresso, eletrônico ou mecânico, incluindo fotocópia, gravação ou qualquer outro tipo de sistema de armazenamento e transmissão de informação, sem prévia autorização por escrito.

AGRADECIMENTOS

Aos médicos residentes em otorrinolaringologia e *fellows* que nos ajudaram nos dias em que foram realizadas as dissecções – Amanda Melim Bento Vinícius, Elaine Costa, Lya Mont'Alverne de Barros Albuquerque, Pedro Juliano de Mesquita Ferreira e Vinícius Domene.

Ao Dr. Mário Basanelli Ferraz, que nos ofereceu os espécimes para dissecção e construção deste livro.

APRESENTAÇÃO

A formação médica sempre se inicia pela anatomia, mas pelo resto da vida o cirurgião é exigido a aprofundar esse conhecimento, especialmente diante de novos desafios e procedimentos. Independentemente da área da medicina, o conhecimento detalhado da anatomia credencia o cirurgião a executar uma intervenção com a segurança necessária. De fato, o cirurgião deve, antes de tudo, ser um grande anatomista e conhecer não somente a estrutura anatômica, mas também a vizinhança como, por exemplo, o osso temporal e as relações com a base do crânio. Dessa forma, o cirurgião se torna apto a realizar o procedimento específico proposto dentro dos domínios do osso temporal, mas também está apto a lidar com potenciais complicações que podem envolver a base lateral do crânio. Portanto, mesmo que o cirurgião de orelha média não tenha interesse em realizar abordagens complexas na base do crânio, esse conhecimento pode ser útil em algum momento da carreira. Por exemplo, a segurança em resolver uma fístula liquórica em uma cirurgia otológica.

Além disso, a anatomia passa a ser dinâmica quando novas ferramentas permitem diferentes perspectivas de uma mesma estrutura anatômica já bem conhecida. Um exemplo disso é a visão do microscópio de estruturas da orelha média e que, recentemente, nos apresentou essa mesma estrutura através da visão endoscópica com óticas angulares. Nosso conhecimento anatômico tradicional de estruturas como o seio timpânico, por exemplo, se tornou mais sofisticado por meio de cirurgia endoscópica da orelha média.

Hoje, os exames de imagem vêm exigindo cada vez mais uma formação completa em anatomia não somente do cirurgião, mas também do clínico. As imagens em alta resolução vêm permitindo estudos mais detalhados de estruturas como o canal semicircular superior e o estribo, por exemplo. Além disso, as reconstruções tridimensionais facilitam essa compreensão, como no planejamento cirúrgico de candidatos ao implante coclear com malformações cocleovestibulares.

A tecnologia está cada vez mais presente na vida do cirurgião otológico, especialmente através de próteses cirurgicamente implantáveis. Da mesma forma, novas vias de acesso e técnicas cirúrgicas vêm sendo descritas para contemplar todos esses avanços da medicina, mas isso dependente do conhecimento detalhado da anatomia cirúrgica. Um importante exemplo disso são as próteses implantáveis de orelha média e as diferentes técnicas descritas para contemplar a utilização desses recursos no ambiente cirúrgico.

No entanto, todas essas tecnologias disponíveis, como a monitorização eletrofisiológica intraoperatória do nervo facial não substituem o conhecimento da anatomia cirúrgica na prevenção de lesões. Da mesma forma, a neuronavegação aumenta a segurança em abordagens complexas, porém, a base anatômica é a ferramenta essencial e sempre deve ter o seu protagonismo em qualquer cirurgia.

Em uma etapa avançada, o conhecimento anatômico consolidado agora será aplicado a situações desafiadoras com distorções provocadas pela patologia, sangramentos e por variantes anatômicas. É dever do cirurgião ter também o conhecimento tridimensional dessa complexa anatomia e isso somente é possível através da dissecção prévia em laboratório. Já não é mais aceitável que o treinamento inicial de médicos seja em pacientes. É fundamental que o cirurgião seja previamente exposto ao treinamento em laboratório, especialmente para iniciar sua curva de aprendizado nas cirurgias do osso temporal e da base do crânio.

Em relação à anatomia do osso temporal, apesar de complexa, é consistente quanto às referências anatômicas e, nesse sentido, o treinamento em laboratório pode ser diretamente aplicado no ambiente operatório. No Brasil, desde o Prof. Rudolph Lang, sempre houve uma grande tradição de cursos de treinamento em dissecção do osso temporal. Por isso, hoje temos diversos cursos em todo o Brasil de alto nível com professores que são referências mundiais. No entanto, várias barreiras existem no nosso país para o treinamento cirúrgico em cadáveres, especialmente pela pouca disponibilidade de peças anatômicas. É necessária uma mudança na legislação para permitir que médicos possam receber o treinamento apropriado nos laboratórios de dissecção de forma universal e com baixo custo.

Consideramos que é fundamental estabelecer um roteiro de treinamento em laboratório que permita avançar sobre o conhecimento anatômico alinhado às técnicas cirúrgicas de forma completa e sistemática. O livro "Anatomia Cirúrgica do Ouvido: Dissecção Baseada em Técnicas Operatórias" é um moderno guia de dissecção do osso temporal que agrega o modelo de um manual clássico, porém, com as novas cirurgias que envolvem as próteses auditivas cirurgicamente implantáveis. É um material crucial na formação geral dos otorrinolaringologistas e no aperfeiçoamento de otologistas e neurotologistas que já estão em atividade e em busca de uma expansão no conhecimento. O livro engloba toda a anatomia cirúrgica do osso temporal, técnicas de reabilitação auditiva e as principais abordagens da base do crânio. É um dos poucos manuais de dissecção publicados com essa abordagem prática e aplicada à cirurgia otológica moderna.

Esta é mais uma iniciativa promovida pela Sociedade Brasileira de Otologia na Gestão 2022/23 na presidência do Dr. Arthur Menino Castilho, que vem contribuindo de forma decisiva na formação otológica dos otorrinolaringologistas de todo o Brasil. Esperamos que este manual seja realmente útil para os nossos colegas.

COLABORADORES

GABRIELA DELMORO
Médica Otorrinolaringologista
Fellow em Otologia pela Universidade Estadual de Campinas (Unicamp)

JONAS BELCHIOR TAMANINI
Médico Otorrinolaringologista
Fellow em Otologia pela Universidade Estadual de Campinas (Unicamp)

THAYNÁ FERREIRA FURTADO PEREIRA
Médica Otorrinolaringologista
Fellow em Otologia pela Universidade Estadual de Campinas (Unicamp)

SUMÁRIO

1. **INTRODUÇÃO À DISSECÇÃO DO OSSO TEMPORAL** 1
   Arthur Menino Castilho ▪ Thayná Ferreira Furtado Pereira ▪ Jonas Belchior Tamanini
   Joel Lavinsky ▪ Vagner Antonio Rodrigues da Silva

2. **ANATOMIA DO OSSO TEMPORAL** 7
   Vagner Antonio Rodrigues da Silva ▪ Arthur Menino Castilho ▪ Joel Lavinsky

3. **MASTOIDECTOMIAS, DESCOMPRESSÃO DO NERVO FACIAL, EXPOSIÇÃO DO FORAME JUGULAR E DA ARTÉRIA CARÓTIDA INTERNA** 19
   Arthur Menino Castilho ▪ Thayná Ferreira Furtado Pereira ▪ Jonas Belchior Tamanini
   André Souza de Albuquerque Maranhão ▪ Joel Lavinsky

4. **IMPLANTE COCLEAR** 33
   Arthur Menino Castilho ▪ Thayná Ferreira Furtado Pereira ▪ Jonas Belchior Tamanini
   André Souza de Albuquerque Maranhão

5. **PRÓTESE ANCORADA NO OSSO TEMPORAL – PERCUTÂNEA** 37
   Arthur Menino Castilho ▪ Thayná Ferreira Furtado Pereira ▪ Jonas Belchior Tamanini
   André Souza de Albuquerque Maranhão

6. **PRÓTESES ANCORADAS NO OSSO TEMPORAL – TRANSCUTÂNEA** 49
   Arthur Menino Castilho ▪ Thayná Ferreira Furtado Pereira ▪ Jonas Belchior Tamanini
   Gabriela Delmoro ▪ André Souza de Albuquerque Maranhão

7. **PRÓTESE ATIVA DE ORELHA MÉDIA** 57
   Vagner Antonio Rodrigues da Silva ▪ Joel Lavinsky

8. **FOSSA MÉDIA** 61
   Vagner Antonio Rodrigues da Silva ▪ Joel Lavinsky

9. **ACESSO TRANSLABIRÍNTICO** 67
   Vagner Antonio Rodrigues da Silva ▪ Joel Lavinsky

10. **ACESSO RETROLABIRÍNTICO** 73
    Vagner Antonio Rodrigues da Silva ▪ Joel Lavinsky

11. **ACESSO TRANSÓTICO E TRANSCOCLEAR** 75
    Vagner Antonio Rodrigues da Silva ▪ Joel Lavinsky

    ÍNDICE REMISSIVO 77

Anatomia Cirúrgica do Ouvido

Dissecção Baseada em Técnicas Operatórias

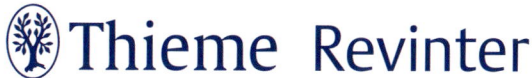

INTRODUÇÃO À DISSECÇÃO DO OSSO TEMPORAL

CAPÍTULO 1

Arthur Menino Castilho ▪ Thayná Ferreira Furtado Pereira
Jonas Belchior Tamanini ▪ Joel Lavinsky
Vagner Antonio Rodrigues da Silva

MATERIAIS

Um conjunto mínimo de instrumentos cirúrgicos é necessário para realizar dissecção do osso temporal que, na medida do possível, imite a cirúrgica:

- Microscópio do Laboratório de Osso Temporal (Fig. 1-1).
- Micromotor e peças de mão (reta e angulada) com brocas diamantadas e cortantes de vários tamanhos (Fig. 1-2).

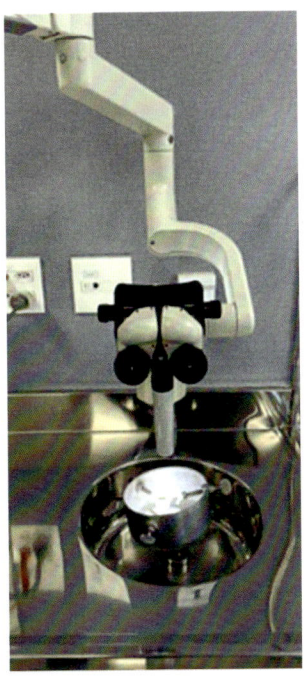 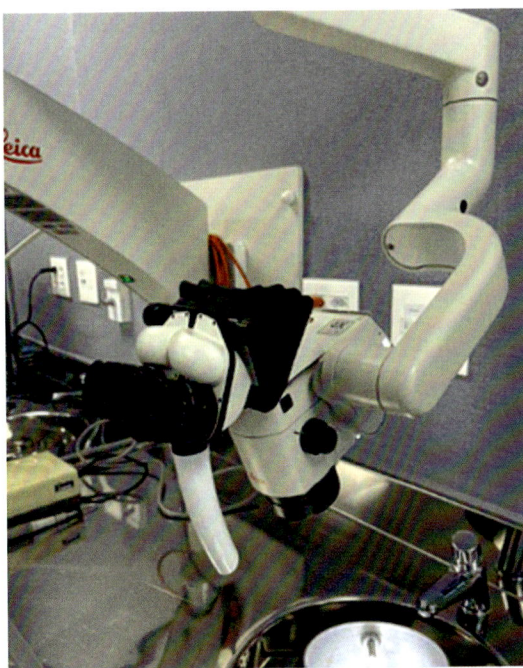

Fig. 1-1. Bancada para dissecção de osso temporal.

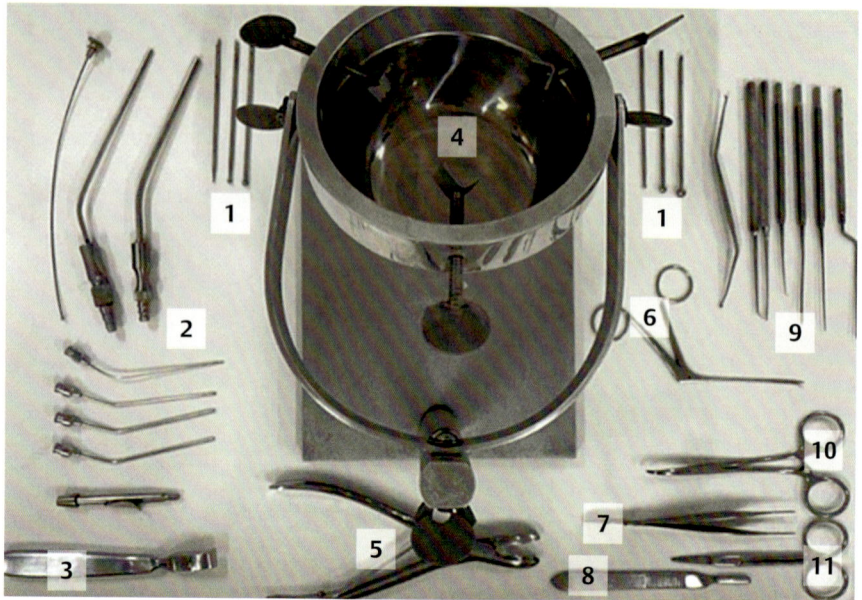

Fig. 1-2. Materiais básicos para dissecção: *(1)* brocas cortantes e diamantadas de tamanhos diversos; *(2)* aspiradores de diferentes tamanhos; *(3)* rugina; *(4)* panela para fixação do espécimen; *(5)* goiva; *(6)* micropinça; *(7)* pinça de Adison; *(8)* cabo de bisturi número 3; *(9)* conjunto de estiletes de diferentes formas e tamanhos e cureta; *(10)* pinça Kelly; *(11)* tesoura de íris.

- Aspiradores de diferentes tamanhos (Fig. 1-2).
- Micropinças: "jacaré", tesoura de Bellucci, maleótomo, saca-bocado (Fig. 1-2).
- Dissectores de diferentes formatos: perfurador; descolador; estilete reto; estilete angulado; bisturi de conduto; faca de House (Fig. 1-2).
- Cabo de bisturi número 03 (Fig. 1-2).
- Rugina de Hartmann para mastoide (Fig. 1-2).
- Afastadores de Weitlaner.
- Afastador de Freer.

DIRETRIZES GERAIS PARA O BROQUEAMENTO

Em geral, a menor ampliação no microscópio é preferível para melhor orientação em relação à anatomia relevante. Maior ampliação é importante para apreciar detalhes minuciosos. Os princípios básicos da dissecção seguem adiante:

- Mantenha posição confortável e ereta durante a dissecção.
- Ajuste posição e altura do banco (bancos com apoio para as costas são mais confortáveis).
- Mantenha posição neutra do pescoço ao usar um microscópio para reduzir a tensão na coluna cervical. Muitas vezes é tentador inclinar-se para as lentes oculares do microscópio, o que resulta em flexão desconfortável do pescoço e aumenta o risco de problemas futuros (Figs. 1-3 e 1-4).

INTRODUÇÃO À DISSECÇÃO DO OSSO TEMPORAL

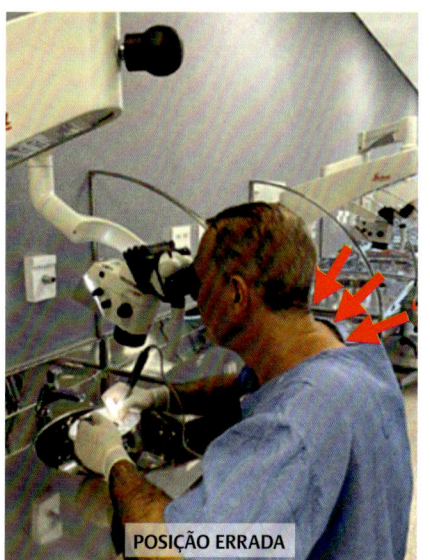
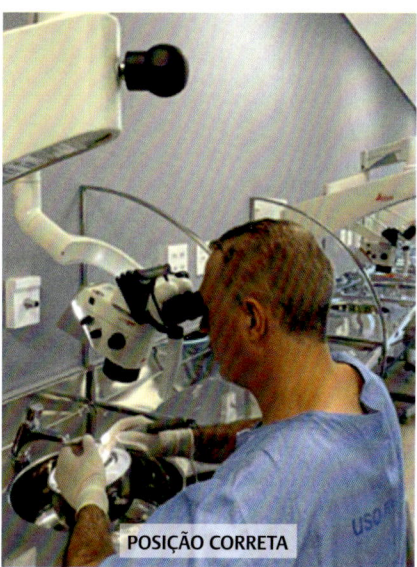

Fig. 1-3. Posicionamento errado e correto durante a dissecção. Note a enorme tensão que ocorre na coluna cervical.

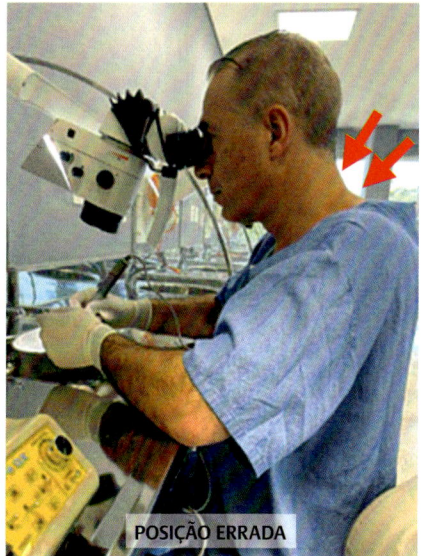
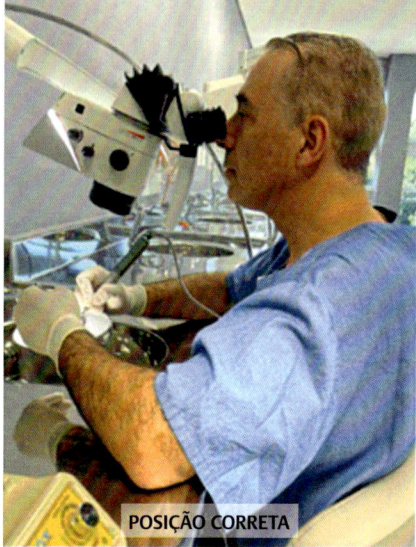

Fig. 1-4. Posicionamento errado e correto durante a dissecção. Além da posição da coluna cervical mais adequada, o cirurgião mantém a coluna lombar apoiada na cadeira e os cotovelos adequadamente colocados sobre a bancada.

- O ideal é que as mãos e o antebraço tenham mais de um ponto de estabilização. Sem estabilização do antebraço e do punho ("operando a partir do cotovelo"), manter o controle constante da ponta de uma caneta de um micromotor é muito difícil (Fig. 1-4).
- Regule o microscópio. Ajuste a distância interocular para ter visão tridimensional. O foco das oculares é ajustado individualmente para obter a imagem mais nítida possível (Fig. 1-5).
- Em alguns microscópios mais antigos, deve ser escolhida a lente objetiva (para cirurgias de ouvido, as de 200 e 250 mm são adequadas).
- O microscópio deve-se mover facilmente. Todas as conexões devem ser ajustadas para que o microscópio não vagueie sozinho, mas permita o movimento para qualquer posição com o mínimo de esforço. Não se deve "lutar" com o microscópio durante o exercício.
- Use a maior broca possível (brocas pequenas, além de atrasar a dissecção, costumam fazer perfurações no osso temporal e causar lesões das estruturas nobres, especialmente do seio sigmoide e dura-máter).
- Ajuste o comprimento da broca de acordo com a profundidade da área a ser dissecada. Em geral, quanto mais curta a broca, melhor o controle do cirurgião.
- Utilize a irrigação de forma adequada para facilitar o broqueamento, evitar lesão das estruturas e manter as brocas com bom fio de corte por mais tempo.
- A maior parte da dissecção é feita usando brocas cortantes. Inicie o broqueamento da cortical com as brocas cortantes. As brocas de diamante são reservadas para trabalhar perto de estruturas delicadas, como o nervo facial, dura-máter ou seio sigmoide ou para parar o sangramento proveniente do osso.

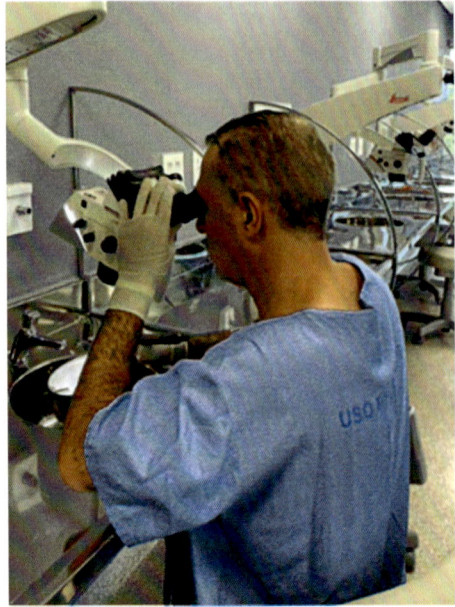

Fig. 1-5. O ajuste adequado da distância interocular e a regulagem das oculares são fundamentais antes de começar a dissecção.

- Segure a broca como uma caneta e sempre tente fazer com que a direção da broca seja paralela e não perpendicular às estruturas que se está próximo, de modo que o broqueamento seja realizado com o lado e não com a ponta da broca.
- Aplique pressão mínima ou nenhuma pressão durante o broqueamento, especialmente perto de estruturas importantes. Caso seja necessário aplicar muita pressão durante a dissecção, é provável que a broca esteja muito desgastada e precisa ser trocada.
- Em trabalhos delicados perto de estruturas importantes, a direção da rotação pode ser ajustada de modo que a broca gire para longe da estrutura em vez de em direção a ela no sentido "reverso".

IRRIGAÇÃO E SUCÇÃO

Garantir irrigação adequada é indispensável em cirurgias otológicas e neuro-otológicas. A irrigação e a sucção removem o pó de osso que impede a visão das estruturas, mantém o corte da broca adequado e resfria a superfície que está sendo broqueada, evitando lesões térmicas. A irrigação constante é importante quando o nervo facial está sendo identificado, na identificação da *blueline* dos canais semicirculares e na proximidade da dura-máter e seio sigmoide.

Preparação da Peça

É preferível ossos recém-obtidos preservados em formol ou congelados. O osso mais velho está sujeito a mudanças de cor, e os vasos geralmente são obliterados por coágulos duros e difíceis de serem removidos.

ANATOMIA DO OSSO TEMPORAL

CAPÍTULO 2

Vagner Antonio Rodrigues da Silva
Arthur Menino Castilho ▪ Joel Lavinsky

O entendimento rigoroso da anatomia é fundamental para microcirurgia da orelha segura e eficaz. A dissecção anatômica dos ossos temporais é fundamental para o completo entendimento do osso temporal e de suas estruturas relacionadas, mesmo com o surgimento de materiais sintéticos e simuladores de dissecção tridimensional virtual. As imagens de tomografia computadorizada e ressonância magnética são um meio valioso de aprender a anatomia do osso temporal. Com a experiência e o estudo, o domínio das relações nos planos axial, coronal e sagital pode-se traduzir em uma consciência tridimensional. Este capítulo é descritivo. As estruturas citadas e apresentadas serão adequadamente visualizadas nos capítulos seguintes.

SUPERFÍCIE LATERAL DO OSSO TEMPORAL

O osso temporal consiste em quatro componentes embriologicamente distintos:

1. Osso escamoso.
2. Mastoide.
3. Osso timpânico.
4. Osso petroso.

É fundido aos ossos esfenoidal, parietal, occipital e zigomático. Contribui para a estrutura craniana, da base do crânio e da estrutura facial. Tem uma forma piramidal. Os lados e suas relações estão descritos no Quadro 2-1.

Quadro 2-1. Lados e Relações do Osso Temporal
- Superior: assoalho da fossa média
- Posterior: limite anterior da fossa posterior
- Anteroinferior: anexos musculares do pescoço e da fossa infratemporal
- Lateral: lado musculocutâneo coberto da cabeça, que forma a base da pirâmide

Osso Escamoso ou Escama do Osso Temporal

Forma a parede lateral da fossa média. Consiste em:

- Placas corticais interna e externa com díploe.
- Extensão anterior conhecida como processo zigomático, que forma o teto ósseo da fossa glenoide.

Uma crista horizontal, a linha temporal, é formada ao longo da inserção mais inferior pelo músculo temporal e está alinhada com o processo zigomático. A linha temporal oferece uma ideia da localização do assoalho da fossa média.

Mastoide

É uma estrutura óssea normalmente aerada. Consiste em:

- *Osso cortical:* perfurado por múltiplos pequenos vasos emissários que vêm antro, formando uma área cribriforme triangular (triângulo de Macewen). Deprimido na junção anterior do processo mastóideo com o osso timpânico. O forame de uma única veia emissária é evidente perto do limite posterior do córtex mastóideo externo e se comunica com o seio sigmoide.
- *Ponta:* presente na região inferior, surge por uma tração constante do músculo esternocleidomastóideo e pelo ventre posterior do músculo digástrico.

Osso Timpânico

Forma a parede anterior e o assoalho e parte da parede posterior e do teto do meato acústico externo ósseo (MAE), bem como a parede anterior e o assoalho da orelha média. Nas bordas anterior e posterior, há a formação de linhas de sutura importantes.

Anterior

- Linha de sutura timpanoescamosa dentro do MAE.
- Linha de sutura petrotimpânica dentro da orelha média, para onde o nervo corda do tímpano sai da caixa timpânica.

Posterior

- Linha de sutura timpanomastóidea, que se curva do MAE posterior inferiormente a milímetros do forame estilomastóideo, servindo de marco para o tronco principal do nervo facial ao sair do osso temporal.

Osso Petroso

Tem o formato de uma pirâmide cuja base está unida com a mastoide lateralmente. O ápice é orientado anteromedialmente entre os ossos occipital e esfenoidal. Tem várias relações com estruturas importantes.

1. Superfície posterior – forma o limite ósseo anterior da fossa posterior. Esta superfície é emoldurada pelos sulcos para o seio sigmoide, petroso superior e petroso inferior (ao longo da junção petroclival).

- Conduto auditivo interno (MAI), localizado no centro da superfície posterior. Na extensão mais lateral ou fundo do MAI podem ser vistos a crista falciforme (horizontal), a Bill's bar (crista vertical) e os forames das fibras nervosas cocleares, do nervo vestibular inferior, do nervo vestibular superior e do nervo facial.
- A artéria subarqueada emerge de uma fossa de mesmo nome localizada superior e lateralmente ao meato acústico, enquanto o saco endolinfático e o ducto ocupam a depressão e a abertura localizada inferolateralmente, conhecida como opérculo.

2. A superfície inferior do osso temporal é irregular devido à presença de múltiplos anexos musculares.
    - Medial à ponta da mastoide, o ventre posterior do músculo digástrico é inserido em um sulco que termina anteriormente no forame estilomastóideo.
    - O processo estiloide está localizado anteriormente ao forame estilomastóideo.
    - Medial e quase paralelo ao sulco do digástrico é o sulco para a artéria occipital.
    - O bulbo jugular ocupa uma fossa em forma de cúpula localizada lateralmente ao forame jugular sob a orelha média.
    - O forame inferior do canal carotídeo está localizado diretamente anterior à depressão do bulbo jugular, do qual é separado por um osso em forma de cunha, chamado quilha. O canalículo timpânico penetra para transmitir fibras parassimpáticas sensoriais e pré-ganglionares do gânglio inferior do nervo glossofaríngeo para a orelha média, como nervo de Jacobson.
    - A abertura externa ao aqueduto coclear está localizada apenas medial e anterior à veia jugular interna dentro da porção nervosa e marca o limite mais superior do forame jugular e o local de entrada do nervo glossofaríngeo.
    - A porção venosa localizada posterior à veia jugular interna é ocupada pelo seio sigmoide.
    - Juntamente com o seio petroso inferior, os nervos cranianos IX a XI entram na porção nervosa anterior e projetam-se inferolateralmente ao longo da parede anterior do bulbo jugular dentro de uma densa bainha fibrosa ancorada à jugular.
    - O aqueduto coclear eventualmente se abre para a escala timpânica na base coclear. Na abordagem translabiríntica do MAI, o aqueduto coclear é um importante limite inferior de dissecção utilizado para evitar lesão dos nervos cranianos inferiores.

ORELHA MÉDIA

É formada pela caixa timpânica e células da mastoide.
A caixa timpânica é formada por:

- Membrana timpânica.
- Cadeia ossicular.
- Mesotímpano.
- Hipotímpano.
- Epitímpano.
- Parede posterior.

Membrana Timpânica

Tem forma cônica, inclinada anteroinferiormente.
Composta por três camadas:

1. *Lateral:* camada epidérmica.
2. *Medial:* camada mucosa.
3. *Lâmina própria:* camada fibrosa, entre as camadas medial e lateral.

Dividida em duas partes:

1. Pars *tensa:* localizada inferior ao processo lateral do martelo e das pregas maleolares anterior e posterior, representa a maior parte da membrana timpânica. A lâmina própria engrossa na periferia da *pars* tensa para formar o anel timpânico. O anel timpânico está ligado a um sulco no canal ósseo, chamado sulco timpânico.
2. *Pars flácida:* localizada superior ao processo lateral do martelo. É delineada superiormente por um entalhe ósseo na parede superior do canal, chamado de entalhe Rivinus. Medial à *pars* flácida e lateral ao pescoço do martelo há o espaço de Prussak, em que os colesteatomas epitimpânicos começam a invaginar medialmente a partir da *pars* flácida.

Cadeia Ossicular
Martelo
- O manúbrio do martelo está firmemente ligado à membrana timpânica. Sua ponta corresponde ao umbo da membrana timpânica, que é o fundo de sua forma cônica.
- O processo lateral está localizado na extremidade superolateral do manúbrio. Devido à sua proximidade com a parede do canal superolateral, deve-se tomar cuidado meticuloso para não tocar neste processo com a broca durante a canaloplastia.
- A cabeça do martelo está localizada no epitímpano e seu pescoço conecta a cabeça e o manúbrio.
- O tendão do músculo tensor do tímpano se liga à superfície medial do pescoço. A contração do músculo puxa o ossículo medialmente, e a tensão resultante na membrana timpânica limita a transmissão do som para a orelha interna.
- A cabeça do martelo é suportada pelos ligamentos suspensores superior e anterior.

Bigorna
A superfície anterior do corpo da bigorna forma uma articulação com a cabeça do martelo.

- *Processo curto:* projeta-se posteriormente. Localizado na fossa *incudis*.
- *Processo longo:* forma uma articulação com o estribo com seu processo lenticular.

É suportada pelo martelo anteriormente e pelo ligamento estapediano posteriormente.

Estribo
- Formado pela supraestrutura – crura anterior e posterior e capítulo.

- A placa da base do estribo (platina) é acomodada na janela oval, que se abre para o vestíbulo. O tecido conjuntivo situado entre a platina e a borda da janela oval é chamado de ligamento anular.
- O músculo estapédio se insere na cabeça e na crura posterior e sua contração inclina e gera uma tensão no ligamento anular que limita a transmissão do som para a orelha interna.

Mesotímpano
Localizado medial à membrana timpânica.

Limites
- *Superior:* segmento timpânico do nervo facial.
- *Inferior:* hipotímpano (recesso inferior à membrana timpânica).
- *Anterior:* protímpano (localizado anteriormente à membrana timpânica, tem o orifício timpânico da tuba auditiva, inferior ao canal do músculo tensor do tímpano).

Nervo Corda do Tímpano
Caminha lateralmente ao longo do processo da bigorna e medialmente ao manúbrio do martelo depois de emergir da parede posterior. Contém fibras sensoriais para o paladar e fibras secretoras que inervam as glândulas submandibulares e sublinguais.

Processo Cocleariforme
Aloja o tendão do músculo tensor do tímpano. Localiza-se medialmente ao pescoço do martelo, anterossuperior à janela oval e inferior ao segmento timpânico do nervo facial. Neste processo ósseo, o tendão faz um ângulo reto e corre lateralmente para se ligar ao pescoço do martelo.

Promontório
Proeminência localizada anteroinferior à janela oval e anterior à janela redonda. Corresponde ao giro basal da cóclea. O eixo da cóclea é direcionado anterior e lateralmente. Perpendicular ao eixo do promontório, está localizado o nervo de Jacobson ou nervo timpânico que forma o plexo timpânico. Originário do IX par craniano e tem a função de sensibilidade da caixa timpânica e fibras parassimpáticas para a parótida.

Janela Oval
A platina é alojada nesta janela para transmitir energia mecânica para a rampa vestibular. A borda da janela e a platina são conectadas por tecido conjuntivo conhecido como ligamento anular. O segmento timpânico do nervo facial corre logo superior à janela e, perto de sua borda posterior, o nervo gira inferiormente em direção ao forame estilomastóideo.

Janela Redonda

Localizada no nicho da janela redonda, inferior à janela oval. A janela redonda é a outra abertura do labirinto para a orelha média. A membrana da janela redonda encontra-se no teto do nicho da janela redonda, principalmente no plano horizontal. Assim, é difícil ver a membrana diretamente sem remover a saliência superior do nicho.

Epitímpano (Ático)

Via importante para o surgimento e disseminação de colesteatomas em direção à mastoide.

Estão presentes: ramo curto e cabeça da bigorna, cabeça do martelo, articulação incudo-maleolar e gânglio geniculado.

Limites
- *Inferior:* porção timpânica do facial.
- *Superior:* Tegmen.
- *Anterior:* raiz do zigoma.
- *Posterior: Aditus ad antrum.*

Entre o final da cabeça do martelo e a raiz do zigoma é formado outro espaço conhecido como epitímpano anterior. Os limites desta área são:

- *Inferior:* músculo tensor do tímpano.
- *Superior:* Tegmen.
- *Anterior:* raiz do zigoma que se comunica com o recesso supratubário (entre o óstio da tuba auditiva e o tendão do tensor do tímpano) pela crista transversa (COG).
- *Posterior:* cabeça do martelo.

Hipotímpano

Células pneumatizadas abaixo do promontório.

Limites
- *Anterior:* tuba auditiva.
- *Posterior:* funículo.
- *Inferior:* bulbo da jugular.
- *Superior:* promontório.

Nesta região, pode ser encontrado o **canalículo subcoclear** – túnel ósseo inconstantemente pneumatizado abaixo do nicho da janela redonda que vai até o ápice petroso.

Funículo

Junção do pilar anterior do nicho da janela redonda e do bulbo jugular, pode ser incompleto.

- Separa o retrotímpano inferior ao hipotímpano e marca o limite anterior do canalículo subcoclear.

Parede Posterior

Contém recessos profundos. O nervo facial que corre no meio os divide no seio timpânico medialmente e no recesso facial lateralmente.

Recesso Facial

Delimitado pelo anel ósseo lateralmente e pelo canal facial medialmente. É aberto na timpanotomia posterior.

Seio Timpânico

Localizado medial ao nervo facial. A extensão posterior do seio timpânico é variável, podendo estender-se muito medialmente até o nervo facial.

- Subdividido em dois segmentos (superior e inferior) por uma estrutura óssea conhecida como pontículo que liga a eminência piramidal e o promontório.
- Delimitado inferiormente por outra estrutura situada entre a parede posterior e o nicho da janela redonda – subículo.

Há outra divisão, conhecida na endoscopia de orelha média como retrotímpano, que está localizada entre o pontículo e o finículo.

- Entre o pontículo e o subículo está o seio timpânico (retrotímpano superior).
- Entre o subículo e o finículo estão localizados o nicho da janela redonda e o retrotímpano inferior.

Antro

Conecta as células da mastoide com o tegmen. Localiza-se logo após o epitímpano posterior, inferior à fossa média e lateral ao labirinto.

- É muito consistente e não há estruturas importantes laterais a ele.
- É um dos marcos mais importantes no estágio inicial da mastoidectomia.
- Sua parede mais lateral é chamada de septo de Köerner.

ORELHA INTERNA

No osso temporal, esta estrutura é composta pela cóclea e o labirinto (envoltos pela cápsula ótica) e o conduto auditivo interno.

Cápsula Ótica
Canal Semicircular Lateral

É um dos marcos mais importantes para o nervo facial.

- Localizada na parede medial do antro inclina-se a cerca de 30°, indo de anterossuperior a posteroinferior.
- A cápsula óssea do labirinto é compacta e dura, e mais resistente à erosão. No entanto, devido à sua proximidade com o antro, o canal semicircular lateral é mais vulnerável a patologias que corroem a parede medial do antro, como o colesteatoma.

- Na extremidade anterior do canal encontra-se a ampola, que acomoda as células sensoriais e se abre para o utrículo. A ampola está localizada na parede medial do *tegmen* posterior.

Canal Semicircular Posterior
Posterior ao canal semicircular lateral.

- A borda posterior do canal semicircular lateral aponta quase para o centro do canal semicircular posterior.
- Cursa quase em paralelo com a dura-máter da fossa posterior.
- Sua ampola está localizada em sua extremidade inferior, apenas medial ao segmento mastóideo do nervo facial.
- A extremidade superior do canal semicircular posterior se une ao canal semicircular superior, formando a *crus* comum.

Canal Semicircular Superior
Localizado logo abaixo da fossa média. **

- Sua ampola está na extremidade anterior, superomedial à ampola do canal semicircular lateral.
- Cursa quase perpendicularmente ao longo do eixo posterior, que coloca o canal mais profundo e mais distante do antro posteriormente.

** As ampolas dos canais semicirculares superior e lateral estão localizadas na parede medial do *tegmen* posterior. Se for necessário abrir profundamente a parede medial do *tegmen*, deve-se tomar muito cuidado para não abrir essas duas ampolas. O labirinto é menos resistente a uma lesão à ampola do que aos canais semicirculares.

Vestíbulo
Espaço oco dentro do osso petroso que contém o utrículo e o sáculo.

- Anterior aos canais semicirculares.
- Medial à janela oval.
- Lateral ao fundo do meato acústico interno.
- Posterior à cóclea.
- Sua superfície posterior recebe as cinco aberturas dos canais semicirculares.
- Anteriormente, o ducto *reuniens* conecta o vestíbulo à rampa vestibular da cóclea.

Cóclea
Tubo curvado em espiral, que forma duas voltas e meia, encontra-se na frente do vestíbulo.

- Base larga e ápice estreito.
- O giro basal da cóclea se projeta para a orelha média, formando o promontório.
- Modíolo cone central que surge do fundo do conduto auditivo interno e traz dentro dele as fibras do nervo coclear.
- Lâmina espiral – originada do modíolo, é uma projeção óssea em forma de prateleira e se estende até a metade do giro da cóclea.

- A lâmina espiral membranosa ou membrana basilar conecta a borda da lâmina espiral óssea à superfície lateral dos giros cocleares, dividindo assim o espaço em dois – rampas vestibular (superior) e timpânica (inferior).

Conduto Auditivo Interno

É um canal de quase 1 cm de comprimento que corre em direção lateral a partir do ângulo pontocerebelar através do osso petroso.

- Pode ser visto na superfície posterior do osso petroso.
- Sua borda posterior é formada por um ângulo agudo, enquanto a borda anterior é mais plana.
- A dura-máter da fossa posterior continua no MAI, revestindo todo o seu comprimento e termina por se fundir com os nervos contidos à medida que entram em seus forames correspondentes.
- O eixo do MAI encontra-se alinhado com o eixo do CAE.
- Na extremidade lateral do canal auditivo interno encontra-se o fundo.
- A crista horizontal divide esta área em uma região superior menor e uma região inferior maior.
- A região superior é ainda dividida pela "Bill´s bar" em um forame anterior para a passagem do nervo facial e um posterior para a passagem do nervo vestibular superior.
- O nervo coclear passa para a cóclea através de um canal central cercado por múltiplos pequenos forames localizados anteriormente na zona inferior do fundo.
- O nervo vestibular inferior passa para a parte posterior desta região. Posteroinferior a este nervo encontra-se o canal para o nervo singular, que se direciona para a ampola do canal semicircular posterior.
- Além desses nervos, o MAI também contém a artéria e a veia auditivas internas. Uma alça da artéria cerebelar anterior inferior também pode estar presente.

ARTÉRIA CARÓTIDA INTERNA

Entra no osso temporal através do forame carotídeo.

- Sobe verticalmente e emerge na parede medial do hipotímpano, logo abaixo da cóclea. Em seguida, gira anteromedialmente quase em um ângulo reto em direção ao ápice petroso, formando um segmento horizontal apenas posteroinferior à tuba auditiva e anterior à cóclea.
- Em 2% dos casos, não há osso separando a artéria carótida e a tuba auditiva.
- A distância entre a cóclea e a artéria carótida varia de 1 mm a 5 mm.

SEIO SIGMOIDE

Espaço situado entre as camadas interna e externa da dura-máter.

- Começando no final do seio transverso, o seio sigmoide se curva para baixo e para frente, deixando uma impressão profunda na superfície interna do osso mastóideo.
- Em sua extremidade superior, o seio sigmoide superior recebe o seio petroso superior. Perto de seu meio, a veia emissária mastóidea conecta o seio sigmoide à veia auricular posterior.

- O seio sigmoide termina na margem posterior do forame jugular, onde se expande para formar o bulbo jugular. Esta estrutura está localizada nos compartimentos posterior e maior do forame jugular, conectando o seio sigmoide e a veia jugular interna.
- O bulbo jugular está localizado medial ao segmento mastóideo do nervo facial e inferior aos canais semicirculares. A distância do nervo facial e do labirinto varia, e o bulbo é posicionado de forma variável no hipotímpano. Em alguns casos, o bulbo é deiscente no hipotímpano.

NERVO FACIAL

Fora do MAI, o nervo facial é envolto por um canal ósseo e é dividido em três segmentos que são separados um do outro por dois joelhos.

Segmento Labiríntico

Segmento mais estreito, mais curto (2 a 4 mm de comprimento) e menos vascularizado do facial. Sua base vai do medial ao lateral, do fundo ao gânglio geniculado (GG). As bordas do canal estreito que contém este segmento são formadas pela:

- *Anterior:* cóclea.
- *Posterior:* canal semicircular superior.
- *Inferior:* vestíbulo.
- *Superior:* fina placa de osso que separa o nervo da fossa média.

Gânglio Geniculado

Marca o primeiro joelho do facial (dirige-se posteriormente em um ângulo que varia entre 60° e 90°).

- Contém os corpos celulares de todas as fibras sensoriais do facial.
- A fina placa óssea que separa o gânglio geniculado da dura-máter da fossa média pode estar ausente em 10%-15% dos casos.
- O primeiro ramo do facial, o nervo petroso superficial maior, deixa a superfície anterior do gânglio geniculado. Tem a função de inervação da glândula lacrimal.

Segmento Timpânico (Horizontal)

- Localizado na parede medial da caixa timpânica.
- Tem entre 7 e 10 mm de comprimento.
- Na caixa timpânica, o início deste segmento é marcado pelo processo cocleariforme inferiormente.
- A incidência de deiscência do canal de falópio que cobre este segmento é alta e, em algumas séries, tem sido relatada como sendo de até 50%.
- Abaixo deste segmento encontram-se o promontório e a janela oval.
- Quando o nervo chega à região da janela oval, ele começa a se curvar inferiormente, formando o segundo joelho, que fica dentro da curvatura do canal semicircular lateral.
- Pouco antes de o nervo chegar ao segundo joelho (que forma um ângulo de 120°), as ampolas do canal semicircular superior e lateral encontram-se mediais ao facial, separadas dele por uma fina placa de osso.
- Este segmento não emite nenhum ramo.

Segmento Mastóideo (Vertical)
- Ele se inicia desde o segundo joelho até a borda anterior da ranhura do digástrico, saindo no forame estilomastóideo, marcando o final da parte intratemporal do nervo facial.
- É o maior segmento do facial com até 13 mm de comprimento.
- Eminência piramidal – protrusão óssea que abriga o músculo estapédio, encontra-se alguns milímetros abaixo do curto processo da bigorna, em contato com a superfície anterior do nervo. Nesse nível (giro piramidal), o facial se projeta posterolateral ao canal semicircular lateral, colocando o nervo em risco de lesão durante a cirurgia mastóidea.
- O primeiro ramo muscular do facial é o nervo do estapédio. Este nervo emerge da superfície anterior do facial no nível da eminência piramidal. Depois de se ramificar do facial, ele passa em um pequeno canal dentro da eminência para alcançar o músculo estapédio, que se origina de dentro da eminência.

Nervo Corda do Tímpano
Pode-se originar em qualquer lugar entre o canal semicircular lateral e o forame estilomastóideo. Já foi relatada origem do nervo em uma região extratemporal do facial. Nesses casos, o nervo caminha de volta para entrar no forame estilomastóideo. Depois de originária da FN, o corda percorre uma curta distância dentro da parede posterior da cavidade timpânica e entra na cavidade timpânica, passando em direção anterior medial ao colo do martelo, para sair pela fissura timpanoescamosa (a fissura gasseriana) na borda anterior da membrana timpânica.

- Entre o nervo estapediano e o corda do tímpano, o facial emite um nervo sensitivo que promove sensibilidade na parede posterior do CAE e da concha.
  - A relação do segmento mastóideo com o anel timpânico é importante na cirurgia do conduto auditivo externo.
  - A relação posteromedial do facial com o anel é mais constante perto do quadrante posterossuperior.
  - Quando o quadrante posteroinferior é atingido, no entanto, há uma alta probabilidade de que o nervo possa atravessar anterolateralmente para o plano do anel, tornando-o suscetível a lesões.
- A ampola do canal semicircular posterior encontra-se medial à porção média deste segmento, constituindo um marco útil na cirurgia translabiríntica.
- A parte inferior deste segmento está centrada na superfície lateral do bulbo jugular, cuja extensão superior determina o espaço disponível para uma timpanotomia subfacial entre o nervo, o bulbo jugular e o canal semicircular inferior.

MASTOIDECTOMIAS, DESCOMPRESSÃO DO NERVO FACIAL, EXPOSIÇÃO DO FORAME JUGULAR E DA ARTÉRIA CARÓTIDA INTERNA

Arthur Menino Castilho • Thayná Ferreira Furtado Pereira
Jonas Belchior Tamanini
André Souza de Albuquerque Maranhão • Joel Lavinsky

A mastoide consiste em uma grande célula medialmente, chamada antro, que se conecta ao epitímpano pelo *aditus-ad-antrum*. Uma extensão variável das células aéreas periféricas pode estar presente. A mastoidectomia pode ser "completa" com a exenteração de toda a pneumatização da mastoide ou limitada, como no caso da antrostomia, às vezes também chamada de mastoidectomia "simples".

As cirurgias de mastoide são realizadas para tratamento de otite média crônica, acesso para implante coclear, otomastoidite, ressecção de tumores, tratamento de paralisia facial traumática, encefalocele, descompressão de saco endolinfático. A mastoidectomia é base para a maioria dos acessos às estruturas do osso temporal.

A extensão da pneumatização periférica e o tamanho da mastoide são altamente variáveis. O antro é a célula que está sempre presente. O nervo facial e os canais semicirculares mantêm sua localização em posições normais. Em ossos temporais mal pneumatizados, apenas um antro pode permanecer. Nesses casos, diz-se que a mastoide é ebúrnea, e a dura-máter temporal é baixa, e o seio sigmoide é anteriorizado. Quando a mastoide é exteriorizada, confluente com o conduto auditivo externo, é criada uma cavidade de tamanho variável, conforme sua pneumatização, chamada de "mastoidectomia de muro baixo" ou *wall-down*.

Antes de iniciar o broqueamento, deve-se incisar a pele entre 1,0 e 2,0 cm do sulco retroauricular (Fig. 3-1). No caso de cirurgias de timpanomastoidectomia, pode ser necessário o uso de fáscia do músculo temporal como enxerto para reconstrução da membrana timpânica (Fig. 3-2).

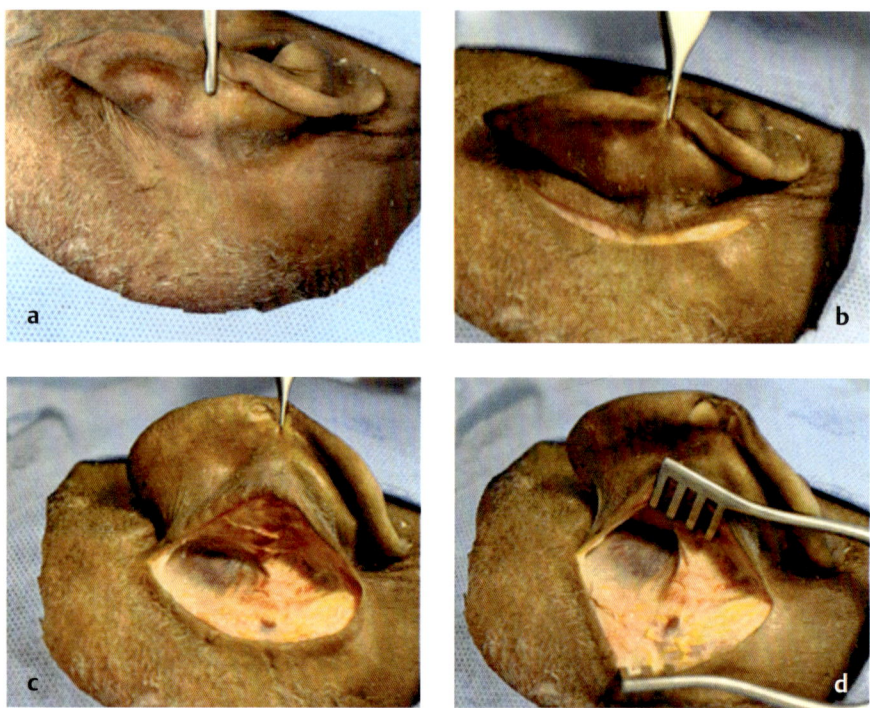

Fig. 3-1. Incisão retroauricular. (**a**) Demonstra o sulco retroauricular. (**b**) Incisão a 1 cm do sulco. (**c**) Dissecção do subcutâneo. (**d**) Exposição da fáscia do músculo temporal.

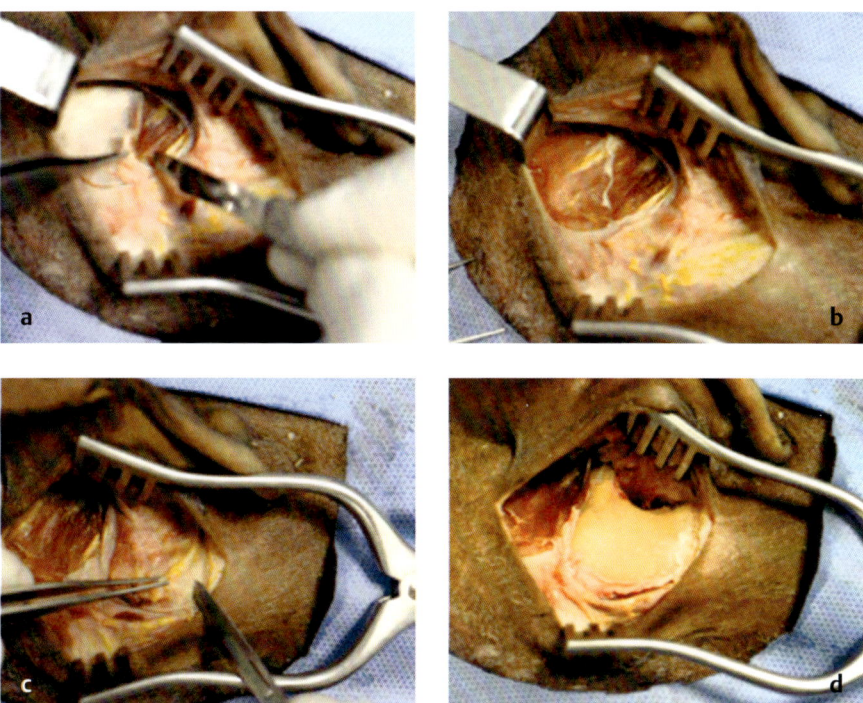

Fig. 3-2. Retirada da fáscia do músculo temporal e exposição da mastoide. (**a**) Incisão da fáscia até a exposição das fibras do músculo temporal. (**b**) Retirada da fáscia preservando as fibras do músculo temporal. (**c**) Incisão do retalho muscular e "C" (retalho de Palva) para exposição da mastoide. (**d**) Mastoide exposta.

MASTOIDECTOMIA CONSERVADORA
Passos da Mastoidectomia Conservadora

1. Exposição da mastoide em preparação para mastoidectomia. Observar os pontos de referência na superfície – meato acústico externo, espinha suprameatal (de Henle), ponta da mastoide, linha temporal (projeção da fossa média) (Fig. 3-3).

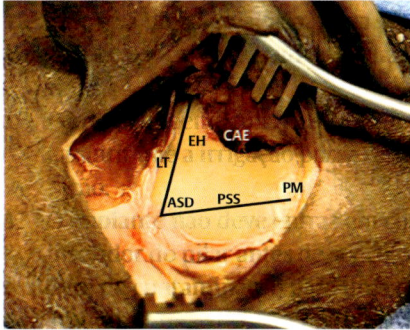

Fig. 3-3. Exposição da mastoide antes do início do broqueamento. A pele do conduto auditivo externo está descolada anteriormente. ASD: Ângulo sinodural; CAE: conduto auditivo externo; EH: espinha de Henle; LT: linha temporal; PM: ponta da mastoide; PSS: projeção do seio sigmoide.

2. A remoção inicial do osso cortical atrás e acima do conduto auditivo é realizada com uma broca cortante do maior diâmetro possível (Fig. 3-4).
3. A área acima da espinha de Henle delimitará o antro da mastoide.
4. A remoção do osso cortical revela as células periféricas no osso temporal.
5. Afinamento do conduto auditivo externo, removendo as células, mas sem derrubá-lo.
6. Como princípio geral, o broqueamento mais profundo é sempre mantido nas posições anterior e superior, aproximando-se do *tegmen*, em direção ao epitímpano. Esta é a maneira mais segura de encontrar o antro e evitar possíveis lesões no nervo facial em seu segundo joelho.
7. O septo de Köerner é um segmento da linha de sutura petroescamosa, representando a fusão das partes escamosa e petrosa. Estende-se até a borda superior do canal semicircular posterior. É o limite lateral do antro, deve ser identificado. Comumente, esta estrutura é confundida com o canal lateral por cirurgiões pouco experientes (Fig. 3-5).
8. A abertura do septo de Körner apresenta o antro que é a maior célula da mastoide. Ao fundo do antro, é visualizado o canal semicircular lateral (Fig. 3-6).

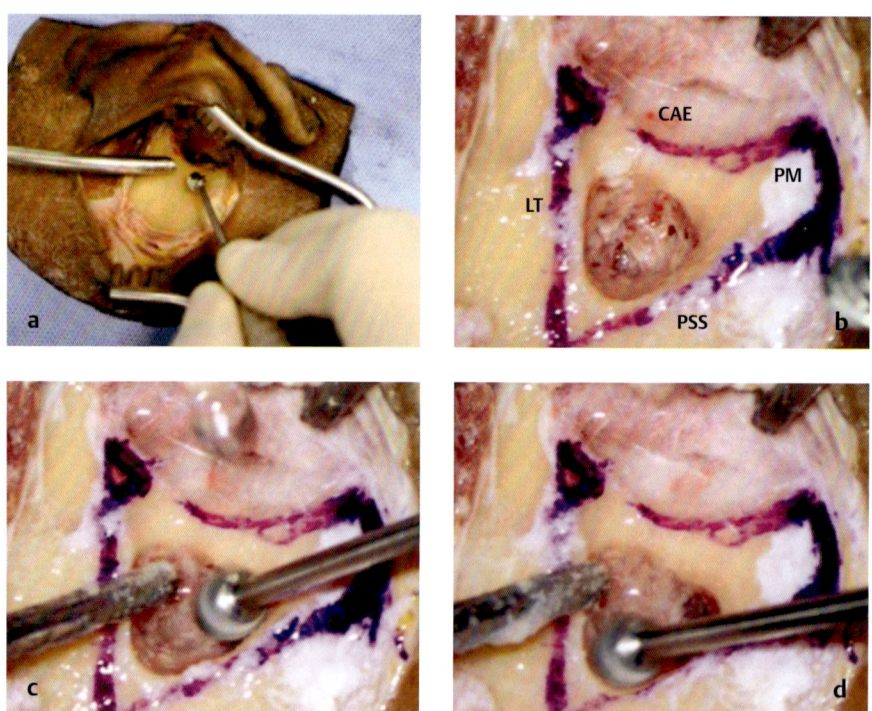

Fig. 3-4. Início da mastoidectomia com a delimitação da abertura da cortical e marcação dos limites da dissecção. (**a**) Posicionamento do aspirador e da broca. (**b**) Início da abertura da cortical e os limites da dissecção. (**c**) Abertura da cortical em direção à ponta da mastoide. (**d**) Abertura da cortical em direção ao ângulo sinodural. CAE: conduto auditivo externo; LT: linha temporal; PM: ponta da mastoide; PSS: projeção do seio sigmoide.

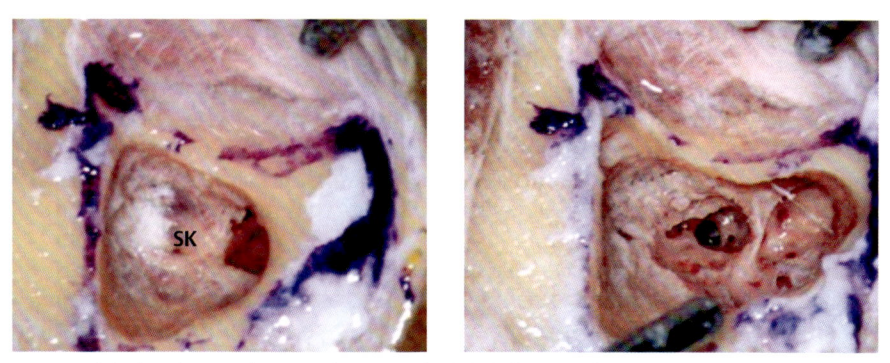

Fig. 3-5. (**a**) Identificação do septo de Köener (SK). (**b**) Abertura do SK.

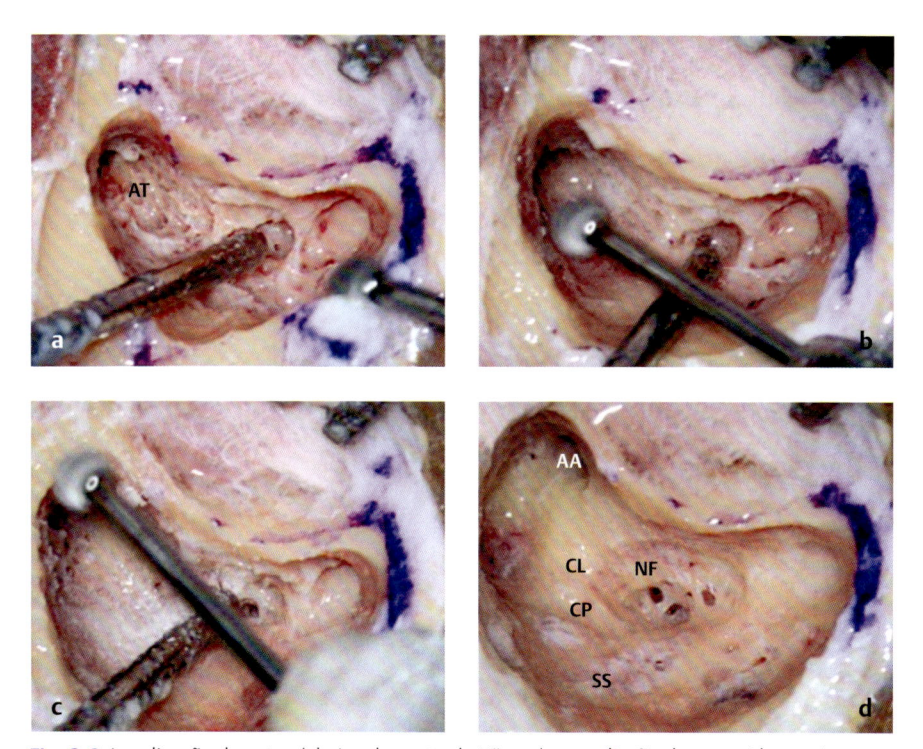

Fig. 3-6. Localização do antro (abaixo do septo de Körner) e ampliação da mastoidectomia.
(**a**) Abertura do antro. (**b, c**) Ampliação da mastoidectomia em direção à raiz do zigoma.
(**d**) Exposição dos canais semicirculares e identificação do seio sigmoide e nervo facial.
AA: *Aditus ad Antrum*; AT: antro; CL: canal semicircular lateral; CP: canal semicircular posterior;
NF: nervo facial; SS: seio sigmoide.

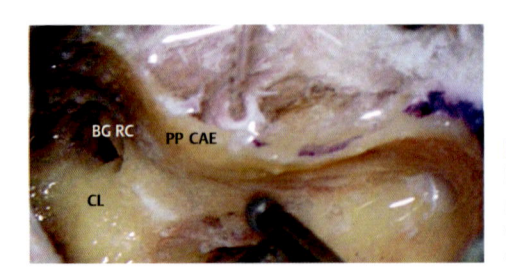

Fig. 3-7. Localização do ramo curto da bigorna antes do início da timpanotomia posterior. BG RC: Bigorna, ramo curto; CL: canal lateral; PP CAE: parede posterior do conduto auditivo externo.

9. A exposição do canal semicircular lateral permite a identificação da fossa incudal, o epitímpano anterossuperiormente e o joelho externo (2º joelho) do nervo facial, médio inferiormente.
10. Afinamento do osso em direção à raiz do zigoma na região do epitímpano expõe o ramo curto da bigorna (Fig. 3-7).
11. Após a identificação do ramo curto da bigorna, continue a dissecção na direção anterior ao epitímpano para identificar a cabeça da bigorna, articulação incudomaleolar e a cabeça do martelo, chegando ao epitímpano anterior.
12. Após a boa exposição do antro e das estruturas do epitímpano, pode ser realizada a remoção das células da mastoide sobre o seio sigmoide (limite posterior da dissecção), *tegmen* (limite superior) e o ângulo sinodural (ângulo de Citelli). Este passo pode ser realizado também após a identificação do canal lateral, sem, necessariamente, identificar todas as estruturas do epitímpano.

TIMPANOTOMIA POSTERIOR

A timpanotomia posterior dá acesso ao recesso do facial que compreende um conjunto de células aeradas, localizadas externamente ao segundo joelho do nervo facial. É delimitada pelo nervo corda do tímpano, porção mastóidea do nervo facial, *incus buttress* e anel timpânico. Pode ser uma via de invasão de doenças da orelha média para células da mastoide e para o antro. Deve ser realizada:

- Remoção do colesteatoma que seria difícil na mastoidectomia simples.
- Acesso da caixa timpânica em cirurgias de próteses implantáveis como implante coclear e *Vibrant Soundbridge*.
- Descompressão do nervo facial.

Passos da Timpanotomia Posterior

1. A identificação do nervo facial é importante antes do início do exercício.
2. As relações do recesso facial vistas da perspectiva da mastoide.
3. Uma pequena abertura lateral ao nervo facial, próxima ao ramo curto da bigorna, deve ser realizada com uma broca de diamante que pode ser utilizada. A irrigação deve ser abundante para evitar o excesso de calor que pode ferir o nervo facial. A abertura deve ser ampliada, gradativamente para preservar as estruturas (Fig. 3-8).
4. Cirurgiões pouco experientes podem fazer uma abordagem muito lateral ao facial, causando lesões no anel timpânico.
5. Muitos cirurgiões rotineiramente identificam o nervo facial, de preferência deixando-o sob uma fina cobertura óssea.

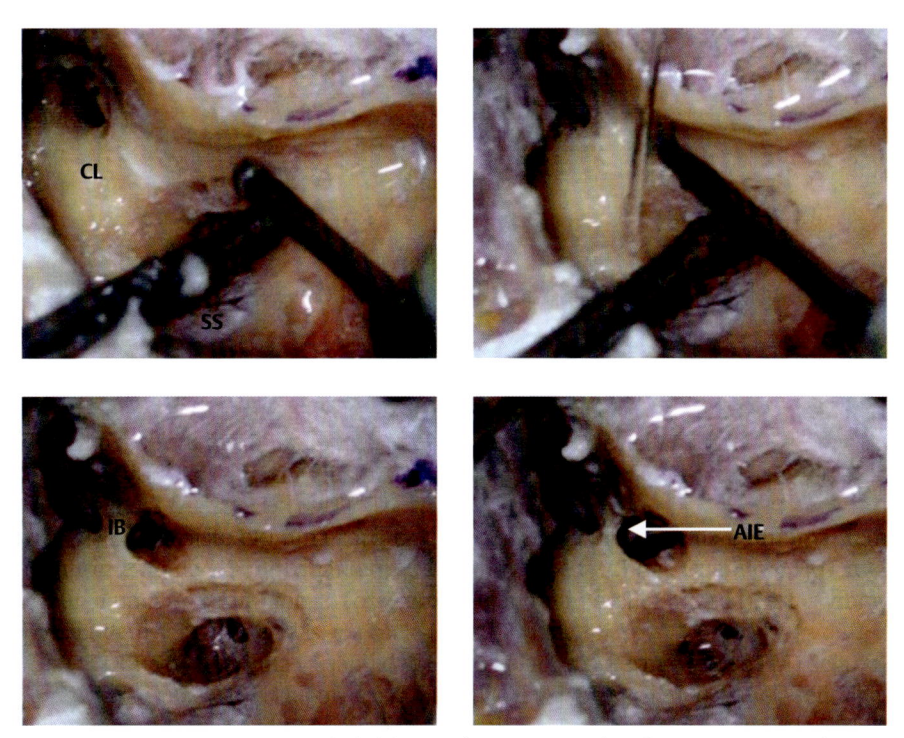

Fig. 3-8. Timpanotomia posterior (TP). (**a**) Antes de iniciar a TP, identifique o ramo curto da bigorna e o canal lateral. (**b**) A abertura da TP é realizada a partir da região superior (mais próxima à bigorna), mas com muito cuidado para não remover o *incus buttress*. (**c**) Aberta a TP, são visualizados a articulação incudoestapediana e o promontório. (**d**) Removida parte do osso sobre o nervo facial, a TP é ampliada. Asterisco: Ramo curto da bigorna; AIE: articulação incudoestapediana; IB: *incus buttress*; SS: seio sigmoide; CL: canal lateral.

6. A abertura do recesso facial mostra o estribo, articulação incudoestapediana, ramo longo da bigorna, tendão do músculo tensor do estapédio e eminência piramidal (Figs. 3-9 e 3-10).
7. Estenda inferioriormente até o limite do nervo corda do tímpano para expor a janela redonda e o hipotímpano. Nessa dissecção anatômica, optamos por sacrificar o nervo corda do tímpano para ampliar a exposição da orelha média anteriormente através da timpanotomia posterior.
8. Quando a bigorna estiver ausente, o *incus buttress* pode ser removido, pois melhora a comunicação entre a mastoide e a caixa timpânica, reduzindo assim o risco de bloqueio do *aditus ad antrum*.
9. Mastoidectomia completa.

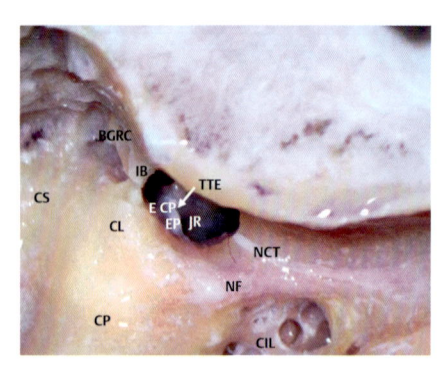

Fig. 3-9. Timpanotomia posterior completa – visão posterior. BGRC: Bigorna, ramo curto; CL: canal semicircular lateral; CP: canal semicircular posterior; CS: canal semicircular superior; CIL: célula infralabiríntica; E CP: estribo, crura posterior; EP: eminência piramidal; IB: *incus buttress*; JR: janela redonda; NCT: nervo corda do tímpano (seccionado); NF: nervo facial (porção mastóidea); TTE: tendão tensor do estapédio.

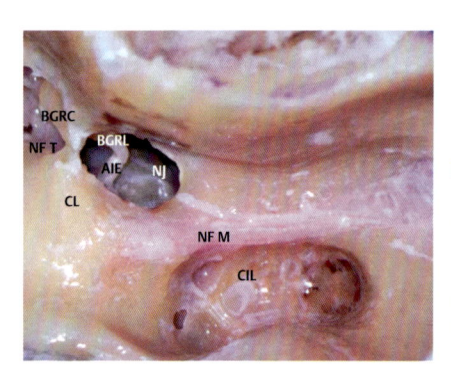

Fig. 3-10. Timpanotomia posterior completa – visão anterior. AIE: Articulação incudoestapediana; BGRC: bigorna, ramo curto; BGRL: bigorna, ramo longo; CL: canal semicircular lateral; CIL: célula infralabiríntica; NF M: nervo facial (porção mastóidea); NF T: nervo facial (porção timpânica); NJ: nervo de Jacobson.

MASTOIDECTOMIA COM MURO BAIXO ("CANAL *WALL DOWN*")

Pacientes submetidos a procedimentos de mastoidectomia de cavidade fechada que apresentam recidiva do colesteatoma podem ser submetidos à cirurgia com muro baixo. Outras situações que tornam o rebaixamento do muro do facial mais favorável são: erosão do conduto auditivo externo que impeça a sua reconstrução, paciente com otite média crônica e anacusia e tratamento de tumores do conduto auditivo externo.

A maioria dos cirurgiões prefere evitar a cavidade aberta. A principal vantagem da cavidade aberta é a melhor visualização e acesso ao mesotímpano e epitímpano, permitindo melhor ressecção da doença e o controle da cavidade no pós-operatório. O cuidado pós-operatório imediato e tardio é mais prolongado nas cavidades abertas. Limpezas em série da cavidade e irrigação com gotas de antibióticos são frequentemente necessárias.

Passos da Mastoidectomia Aberta

1. Após a realização da mastoidectomia simples e timpanotomia posterior, o rebaixamento do muro do nervo facial deve ser iniciado na região superior do CAE, por sua maior distância do nervo facial.
2. O *incus buttress* deve ser removido.
3. A realização da timpanotomia posterior facilita e agiliza a dissecção.

4. Remova todo o osso que recobre o nervo facial até a saída no forame estilomastóideo (Fig. 3-11).
5. Retire a membrana timpânica e a cadeia ossicular (Figs. 3-12 a 3-14).
6. Remova as células do hipotímpano para a completa exposição do bulbo da jugular.
7. Realize o broqueamento cuidadoso da região anterior à cóclea e medial à tuba auditiva para identificação da porção petrosa da artéria carótida interna (Fig. 3-15).
8. As células da região da fossa posterior (entre o seio sigmoide e o bloco labiríntico), também conhecido por triângulo de Trautmann, podem ser removidas.
9. Siga a dissecção do seio sigmoide inferiormente para identificação do bulbo da jugular (Fig. 3-16).
10. A liberação do nervo facial do músculo digástrico permite sua anteriorização (Fig. 3-17).
11. As células da ponta são abertas conforme necessário pela extensão da pneumatização. Identificar a ranhura do músculo digástrico. O limite anterior desta estrutura marca a posição do nervo facial na saída do forame estilomastóideo.
12. É importante remover todas as sobras de osso da cortical da mastoide que causem ângulos negativos que evitam total visualização da mastoide.
13. Remover a ponta da mastoide.

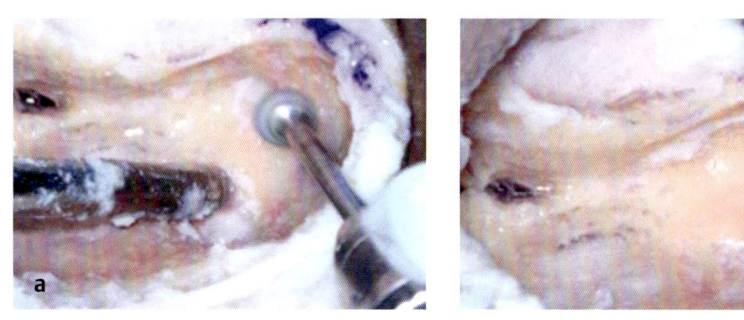

Fig. 3-11. (**a**, **b**) Prolongamento da dissecção até a ponta da mastoide.

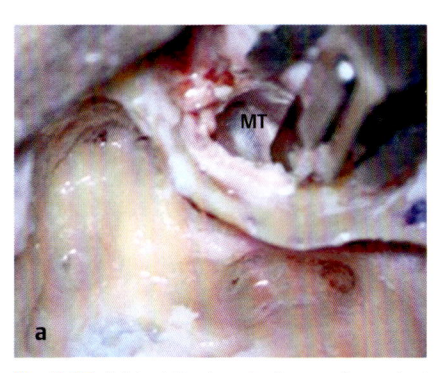

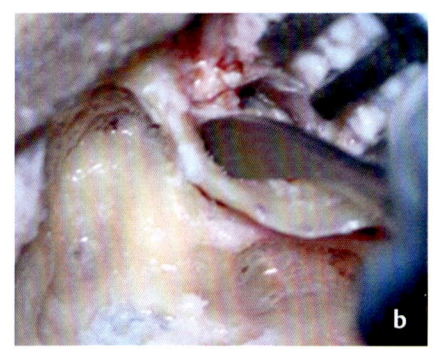

Fig. 3-12. (**a**) Incisão da pele da parede posterior do conduto auditivo externo (CAE).
(**b**) Elevação da pele do CAE. MT: Membrana timpânica.

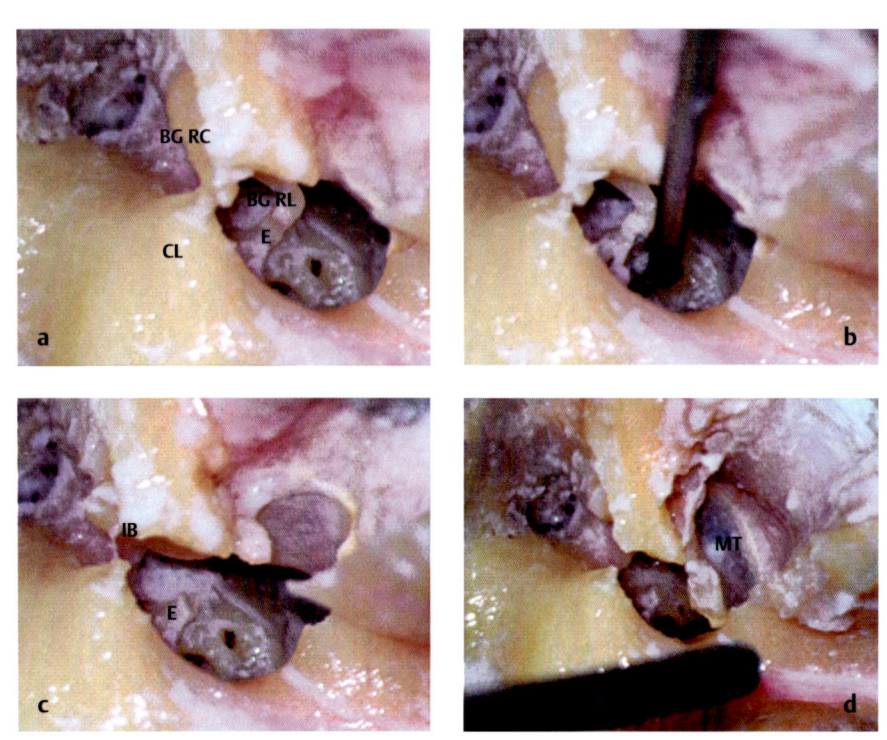

Fig. 3-13. Muro rebaixado, *incus buttress* removido e retirada da bigorna. (**a**) Parede posterior do conduto auditivo externo removido com identificação das estruturas. (**b**) Desarticulação entre o estribo e a bigorna. (**c**) Bigorna removida. (**d**) Membrana timpânica reposicionada, notando que a pele da parede posterior do conduto foi retirada. BGRC: Bigorna, ramo curto; BGRL: bigorna, ramo longo CL: canal semicircular lateral; E: estribo; IB: *incus buttress*; MT: membrana timpânica.

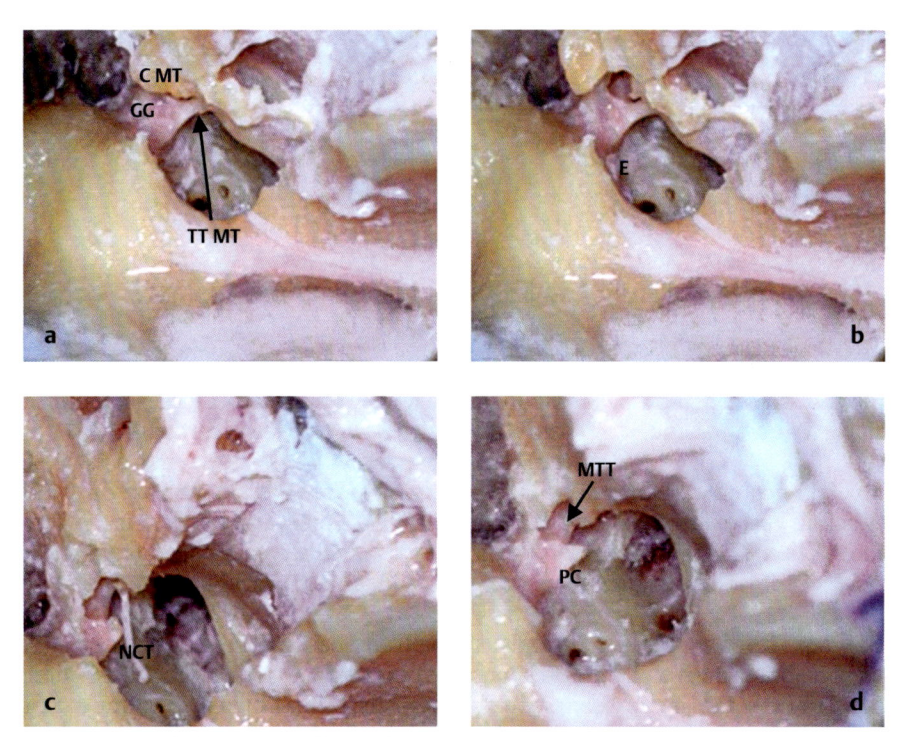

Fig. 3-14. Retirada do martelo e da membrana timpânica (MT). (**a**) Visualização da cabeça do martelo (C MT), gânglio geniculado (GG) e do tendão do tensor do tímpano (TT MT) após a retirada da bigorna. (**b**) Início da remoção do martelo. (**c**) Retirados o martelo e a MT, identifica-se o nervo corda do tímpano (NCT). (**d**) Removido o osso da porção superior do conduto auditivo externo, identifica-se o músculo tensor do tímpano (MTT) e o processo cocleariforme (PC). E: Estribo.

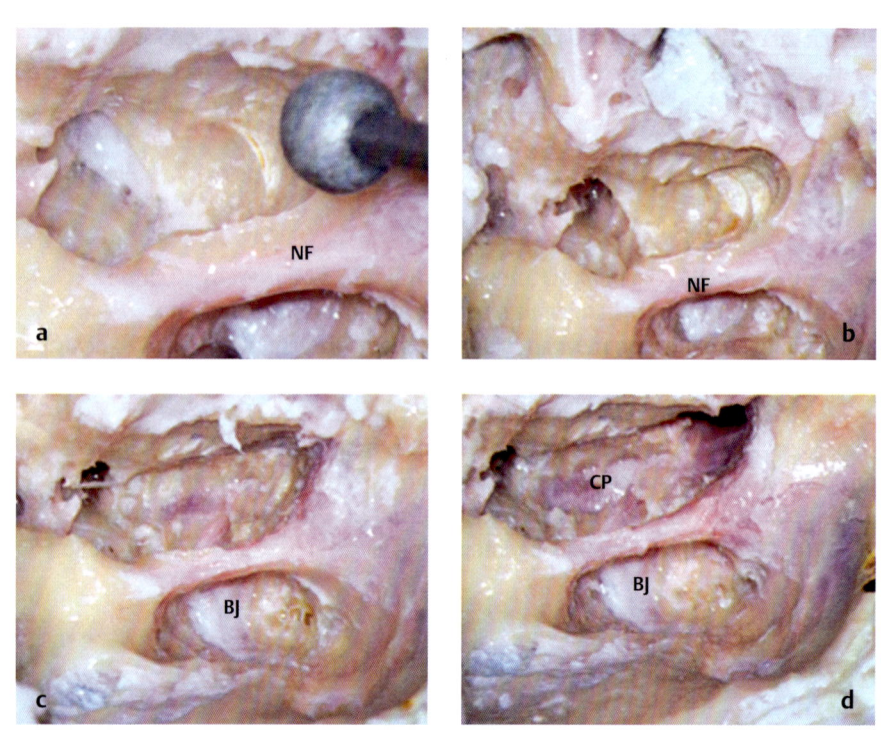

Fig. 3-15. Identificação da artéria carótida na porção petrosa (CP). (**a**) Broqueamento da parede inferior do osso timpânico paralelo ao nervo facial (NF). (**b**, **c**) Remoção do osso da parede inferior do conduto auditivo externo paralelo ao facial e anterior ao promontório até a identificação da artéria carótida. (**d**) Identificação da carótida intrapetrosa em toda sua extensão. BJ: Bulbo jugular.

MASTOIDECTOMIAS, DESCOMPRESSÃO DO NERVO FACIAL, EXPOSIÇÃO DO ... 31

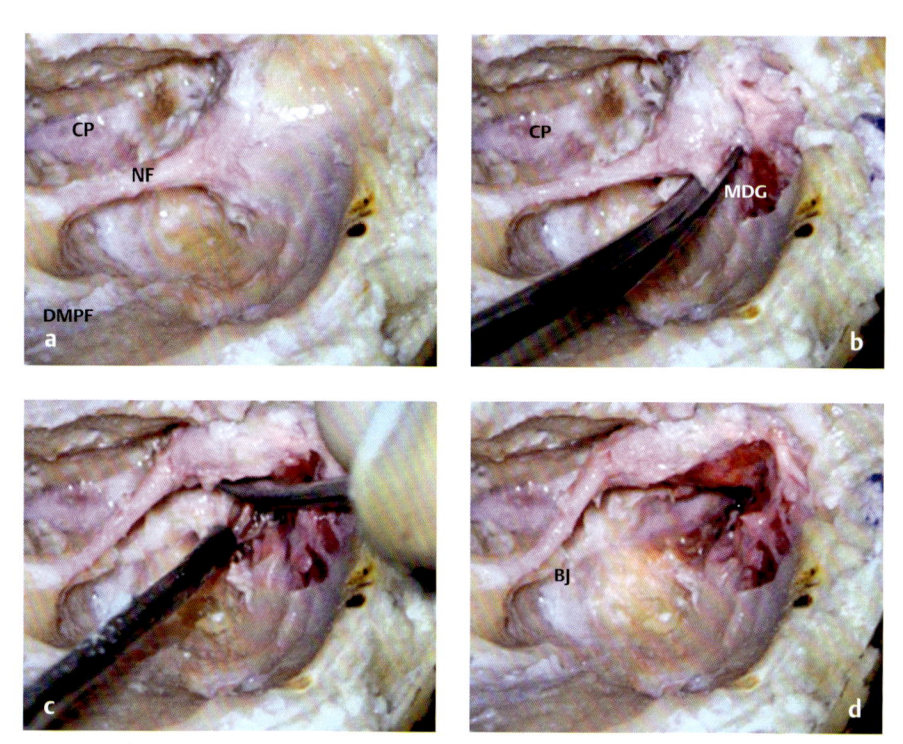

Fig. 3-16. Identificação do bulbo da jugular. (**a**) Exposição do nervo facial na saída do forame estimolastóideo. (**b**) Seccionado o músculo digástrico para levantar o facial anteriormente. (**c**) Mobilização anterior do facial. (**d**) Exposição do bulbo da veia jugular. BJ: Bulbo jugular; CP: carótida petrosa; DMFP: dura-máter da fossa posterior; MDG: músculo digástrico; NF: nervo facial.

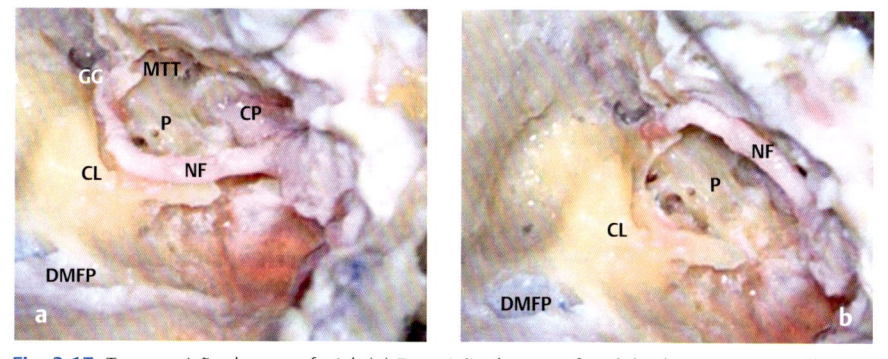

Fig. 3-17. Transposição do nervo facial. (**a**) Exposição do nervo facial desde o primeiro joelho até na saída no forame estimolastóideo. (**b**) Nervo facial transposto anteriormente. CL: Canal lateral; CP: carótida petrosa; DMFP: dura-máter da fossa posterior; GG: gânglio geniculado; MTT: músculo tensor do tímpano; NF: nervo facial; P: promontório.

IMPLANTE COCLEAR

CAPÍTULO 4

Arthur Menino Castilho ▪ Thayná Ferreira Furtado Pereira
Jonas Belchior Tamanini ▪ André Souza de Albuquerque Maranhão

O implante coclear (IC) é uma prótese auditiva cirurgicamente implantada, utilizada para reabilitação auditiva de pacientes com perda auditiva sensorioneural severa ou profunda, sem ganho funcional com aparelho de amplificação sonora individual (AASI). O implante tem dois componentes, um externo (processador), composto de um microfone, processador de fala, um codificador e um transmissor, e um interno, composto por um grupo de eletrodos, um ímã e um aparelho receptor. Eles se comunicam por ondas de frequência modulada transmitidos pela pele.

A técnica cirúrgica tradicionalmente utilizada é a mastoidectomia conservadora com timpanotomia posterior. Através do recesso facial, os eletrodos são introduzidos na cóclea, geralmente pela janela redonda. O eletrodo é colocado na rampa timpânica para ficar mais próximo ao modíolo. Há algumas *nuances* que serão abordadas neste capítulo. O tipo de eletrodo escolhido pelo cirurgião irá depender de critérios técnicos, como presença de ossificação, malformação, trauma do osso temporal ou ainda perda da densidade da cápsula ótica no caso em pacientes com otosclerose avançada.

Passos da cirurgia:

1. Exposição da cortical da mastoide deve ser feita da mesma forma da mastoidectomia simples, visualizando raiz do zigoma, espinha de Henle, ponta da mastoide e meato acústico externo.
2. A remoção inicial do osso cortical atrás e acima do conduto auditivo é realizada com uma broca cortante do maior diâmetro possível.
3. Afilamento do conduto auditivo externo (CAE), deixando a parede posterior do CAE mais fina possível, mas com o cuidado de não fazer furos ou derrubá-lo.
4. A mastoidectomia não precisa ser muito ampla. O tamanho tem que ser suficiente para realização da timpanotomia posterior e visualização das estruturas da caixa timpânica (Fig. 4-1).
5. A timpanotomia posterior deve ser realizada até a identificação da articulação incudomaleolar, supraestrutura do estribo, tendão do músculo tensor do estapédio e nicho da janela redonda (Fig. 4-1a).
6. O broqueamento do rebordo superior do nicho da janela redonda expõe a membrana desta estrutura (Fig. 4-1b).
7. A membrana da janela redonda deve ser incisada para inserção do feixe de eletrodos (Fig. 4-1d).

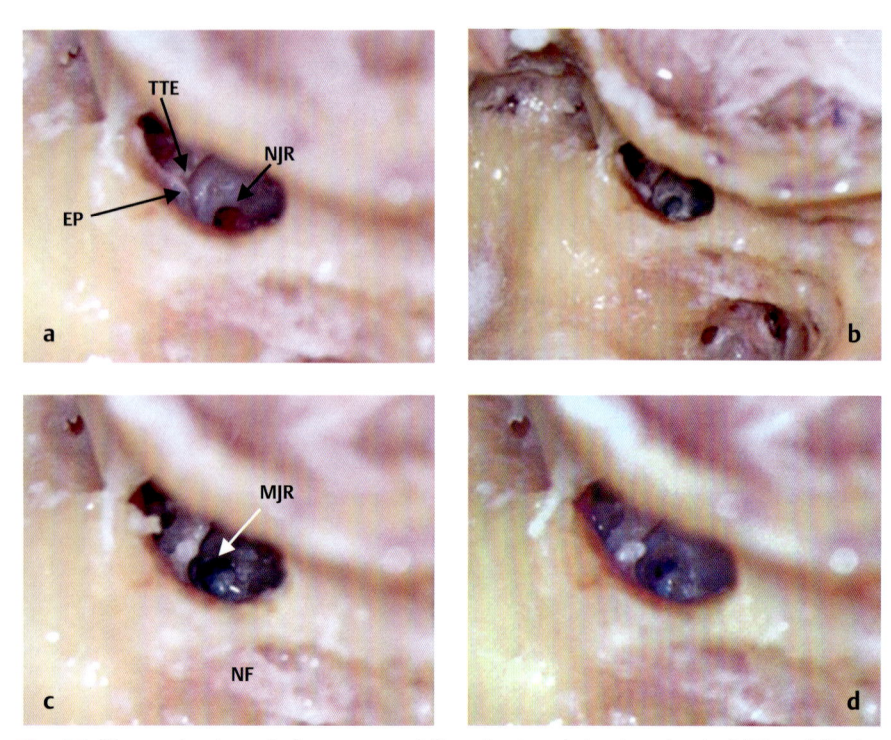

Fig. 4-1. Timpanotomia posterior com exposição e abertura da janela redonda. (**a**) Exposição do nicho da janela redonda. (**b**) Broqueamento do rebordo superior do nicho da janela redonda em busca da exposição da membrana. (**c**) Exposição da membrana da janela redonda. (**d**) Abertura da janela redonda. EP: Eminência piramidal; NF: nervo facial; NJR: nicho da janela redonda; MJR: membrana da janela redonda; TTE: tendão do músculo tensor do estribo.

8. A cocleostomia pode ser realizada em alguns casos nas regiões superior e anterior à janela redonda, com broca diamantada de pequeno calibre (0,8 mm de diâmetro) (Fig. 4-2).
9. A inserção do feixe de eletrodos é realizada pela cocleostomia (Fig. 4-2d) ou janela redonda com pinças ou estilete apropriado (Fig. 4-3). O maior número de eletrodos é inserido até que haja mínima resistência. Em casos de resistência, dar continuidade à introdução pode causar dobras no conjunto de eletrodos, causando pior resultado audiológico.

IMPLANTE COCLEAR 35

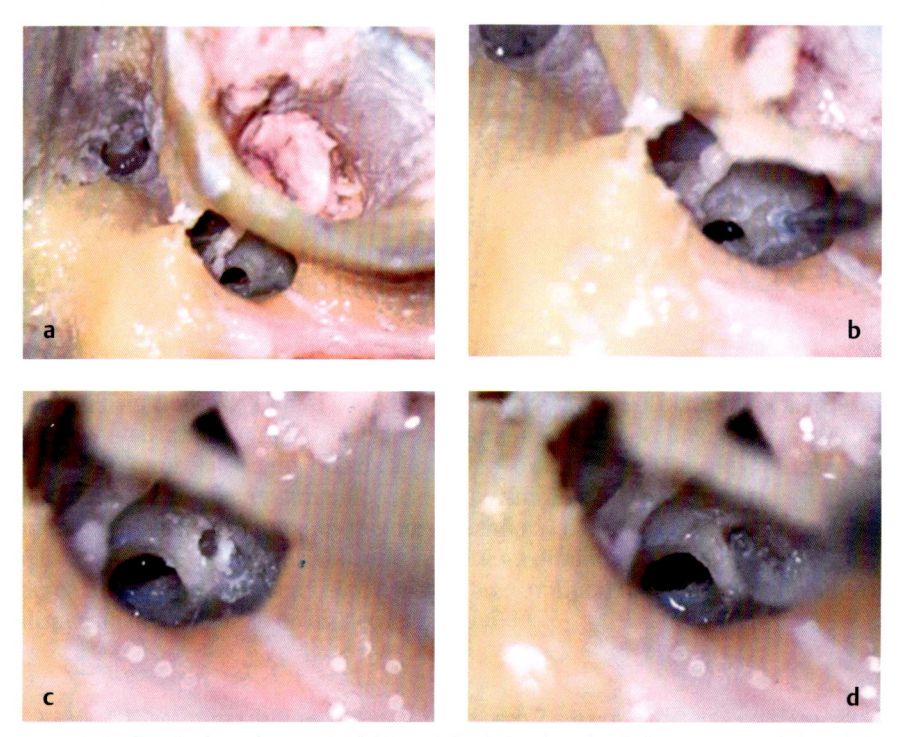

Fig. 4-2. Realização de cocleostomia. (**a**) Exposição da janela redonda (neste caso está aberta). (**b**) Broqueamento na região anteroinferior da janela. (**c**) Cocleostomia aberta. (**d**) Inserção do feixe de eletrodos.

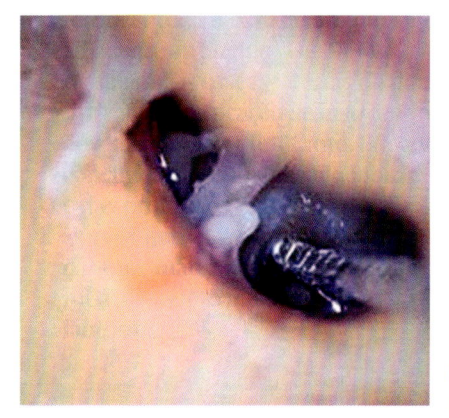

Fig. 4-3. Inserção do feixe de eletrodos pela janela redonda.

PRÓTESE ANCORADA NO OSSO TEMPORAL – PERCUTÂNEA

CAPÍTULO 5

Arthur Menino Castilho ▪ Thayná Ferreira Furtado Pereira
Jonas Belchior Tamanini ▪ André Souza de Albuquerque Maranhão

As PAAO (próteses auditivas ancoradas no osso) percutâneas são constituídas por um elemento de titânio fixo, parafuso (*abutment*) e um processador de som. O dispositivo de titânio é implantado no osso temporal, conectado ao *abutment* e ao processador que converte a energia sonora em vibração que é transmitida ao crânio. O objetivo da cirurgia é conseguir a osteointegração do implante com mínima reação da pele circundante.

INDICAÇÕES

As PAAO implantáveis são indicadas para pacientes com idade a partir de 5 anos, com perda auditiva condutiva, mista ou surdez unilateral profunda, que não se adaptam ou não têm indicação de aparelho de amplificação sonora individual (AASI).

Principais indicações:

- Malformações de orelha externa ou média.
- Estenose adquirida do conduto auditivo externo.
- Pós-operatório tardio de cirurgias na orelha média.
- Otite externa recorrente.
- Otite média supurativa crônica.
- Surdez neurossensorial profunda unilateral.

As PAAO percutâneas têm maior capacidade de amplificação do que as transcutâneas, entretanto, devem ser indicadas de forma reservada a pacientes com dificuldade de osteointegração, como é o caso daqueles com osteogênese imperfeita ou submetidos à radioterapia. Outro benefício dessas próteses é a menor distorção ("sombra") no exame de ressonância nuclear magnética.

TÉCNICA DE INCISÃO LINEAR EM ESTÁGIO ÚNICO

Cirurgias reconstrutivas da orelha externa ou próteses de pavilhão auricular futuras devem ser consideradas ao se determinar o posicionamento do implante. Devem-se identificar marcos anatômicos, especialmente no caso de pacientes com malformação congênita ou cirurgia anterior. O processador de som não deve tocar no pavilhão auditivo pelo risco de *feedback* acústico e desconforto, mas também não deve ser colocado em posição muito distante da orelha para otimizar a posição dos microfones.

Incisão

1. A incisão é marcada no couro cabeludo, sendo linear e vertical. Pode ser feita com 2 a 4 cm de comprimento e posicionada entre 5,0 a 5,5 cm do centro do conduto auditivo externo, posterior ao pavilhão auricular (Fig. 5-1a, b).
2. O local do implante deve ser marcado 1 cm posterior ou anterior da linha de incisão, com ângulo de 30° em relação ao plano horizontal. Pode ser ajustada para uso de óculos (Fig. 5-1b).
3. Uma agulha é inserida para verificar a espessura do couro cabeludo e determinar o comprimento adequado do *abutment* (2 a 3 mm mais longo do que a espessura medida).
4. A lâmina de bisturi é utilizada para fazer a incisão até o periósteo. A separação da pele do tecido subcutâneo não é mais realizada (Figs. 5-1c, d; 5-2a, b).

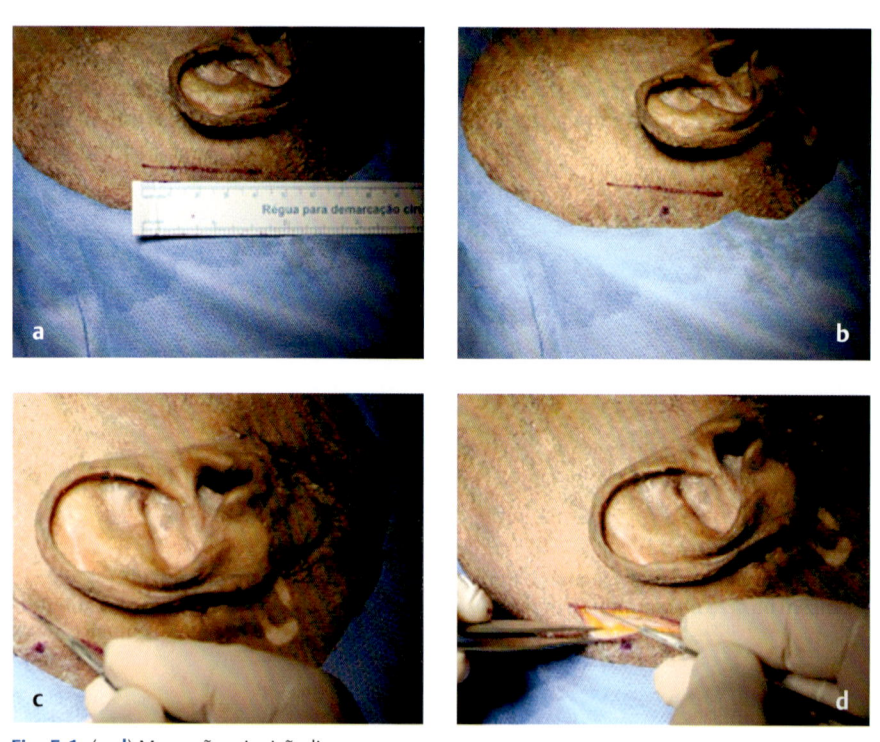

Fig. 5-1. (a-d) Marcação e incisão linear.

Perfuração

1. Iniciada a perfuração com broca-guia com o espaçador que limita a profundidade para 3 mm (Fig. 5-2c).
2. Observar a qualidade e a quantidade de osso cortical. A qualidade óssea determinará o torque a ser utilizado ao inserir o implante e o tempo que se deve deixar para a osteointegração.
3. A espessura do osso também determinará se deve ser colocado um implante de 3 ou de 4 mm (Fig. 5-2d). Se a espessura do osso for suficiente, o espaçador pode ser removido, e a broca guia permitirá perfurar até a profundidade de 4 mm.
4. Cuidados durante a perfuração:
   - Resfriar adequadamente a broca para evitar trauma induzido pelo calor (que poderá impedir a osteointegração). Mover a broca para cima e para baixo para facilitar o resfriamento. Utilizar velocidade de perfuração de 1.500 a 2.000 rpm.
   - Manter a broca sempre na angulação de 90 graus com o osso temporal.
   - Avaliar continuadamente a qualidade e a espessura do osso durante a perfuração, para determinar a possibilidade da osteointegração.

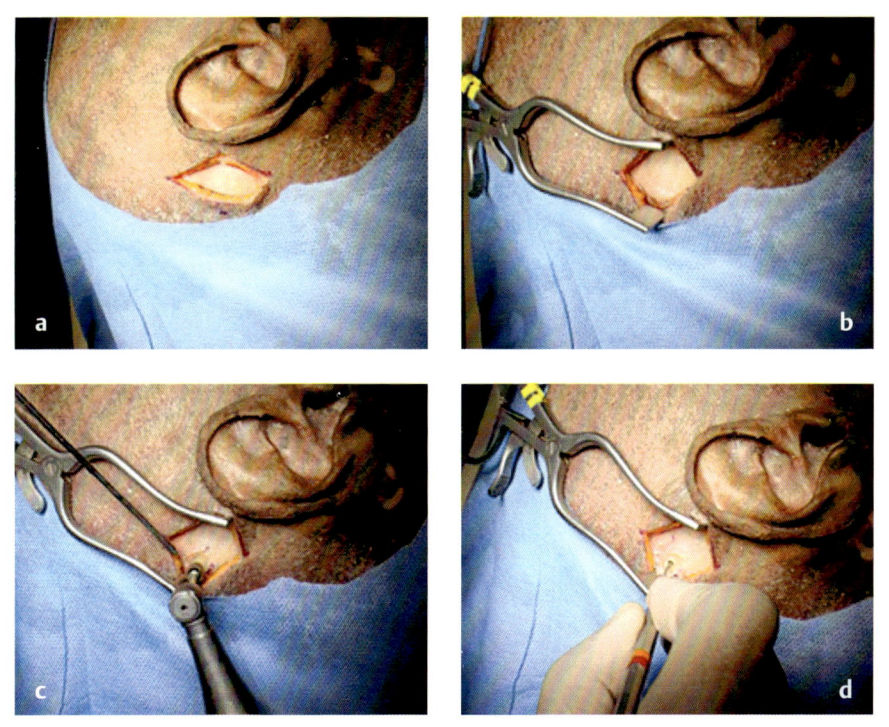

Fig. 5-2. (a-d) Exposição da cortical do osso temporal e perfuração.

Instalação do *Abutment*

1. Executada com o equipamento de perfuração no ajuste de baixa velocidade (15 rpm). O ajuste do torque é regulado para se adequar à qualidade do osso, conforme julgado pelo cirurgião durante a perfuração. São recomendáveis 30 a 40 Ncm em osso compacto e 10 a 20 Ncm em osso macio (Fig. 5-3a, b).
2. O *abutment* com o suporte pré-montado deve permanecer estéril até a inserção no osso, para evitar contaminação, que poderia prejudicar o sucesso da osteointegração. O conjunto pré-montado é retirado usando-se o instalador do suporte conectado à peça de mão, e o implante é inserido (Fig. 5-3c).
3. Certificar-se de que o implante esteja encaixado no orifício corretamente, antes de iniciar a instalação. Se ele entrar no orifício incorretamente, o equipamento deve ser colocado em reverso, o implante desenroscado, o ângulo corrigido e, então, reinserido. Quando o flange do implante tiver atingido a superfície do osso, ela para automaticamente (Fig. 5-3d).

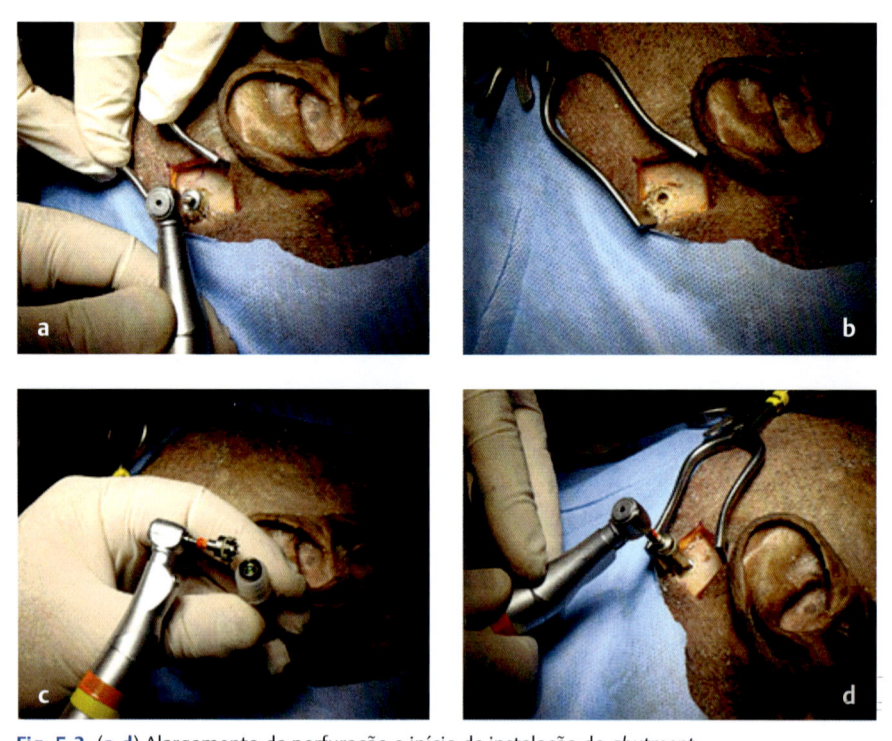

Fig. 5-3. (a-d) Alargamento da perfuração e início da instalação do *abutment*.

4. Se o flange não alcançar a superfície do osso, o ajuste do torque pode ser aumentado. Em alternativa, pode-se utilizar a chave de torque contrário, com muito cuidado, para inserir o implante manualmente até o flange alcançar a superfície do osso (Fig. 5-4a, b).
5. O *abutment* é trazido pelo couro cabeludo (Fig. 5-4c, d). A linha de incisão é fechada, e um curativo de pressão é aplicado (Fig. 5-5).

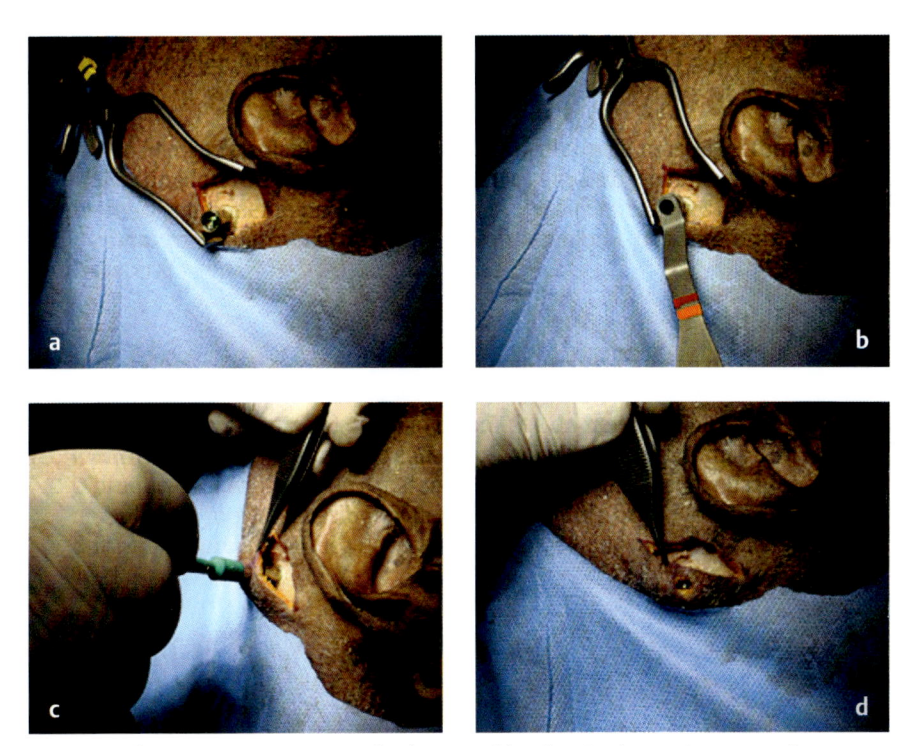

Fig. 5-4. (a, b) Fixação e apertamento do *abutment*. (c) Utilização do *punch* para transfixar o *abutment* pela pele. (d) Demonstra o *abutment* e sua relação com a incisão na pele realizada pelo *punch*.

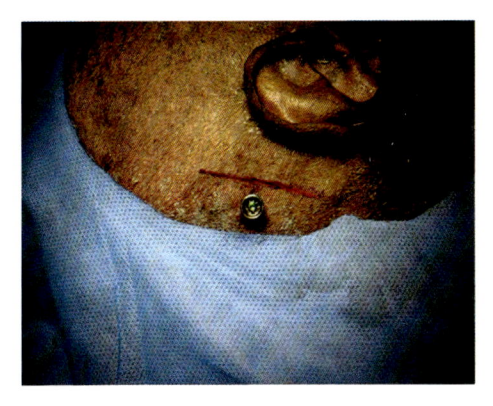

Fig. 5-5. *Abutment* transfixado e posterior fechamento da pele.

TÉCNICA MINIMAMENTE INVASIVA COM *PUNCH* – "MIPS" (*MINIMALLY INVASIVE PONTO SURGERY*)

Foi descrita para os implantes da "Oticon Medical". A empresa comercializa um *kit* com instrumentais específicos para o procedimento. A preparação, marcação e verificação da espessura da pele seguem os mesmos parâmetros da técnica convencional. É necessário o domínio da técnica de incisão linear, porque, em alguns casos, pode ser necessária a conversão.

Passos

Incisão

1. O local do implante deve ser marcado 1 cm posterior ou anterior da linha de incisão, com ângulo de 30° em relação ao plano horizontal (Fig. 5-6a, b).
2. Remoção da pele e tecido subcutâneo até o periósteo com um *punch* de biópsia de 5 mm de diâmetro (Figs. 5-6c, d e 5-7a-c).
3. Realizar a remoção do periósteo no local da perfuração (Fig. 5-8a).

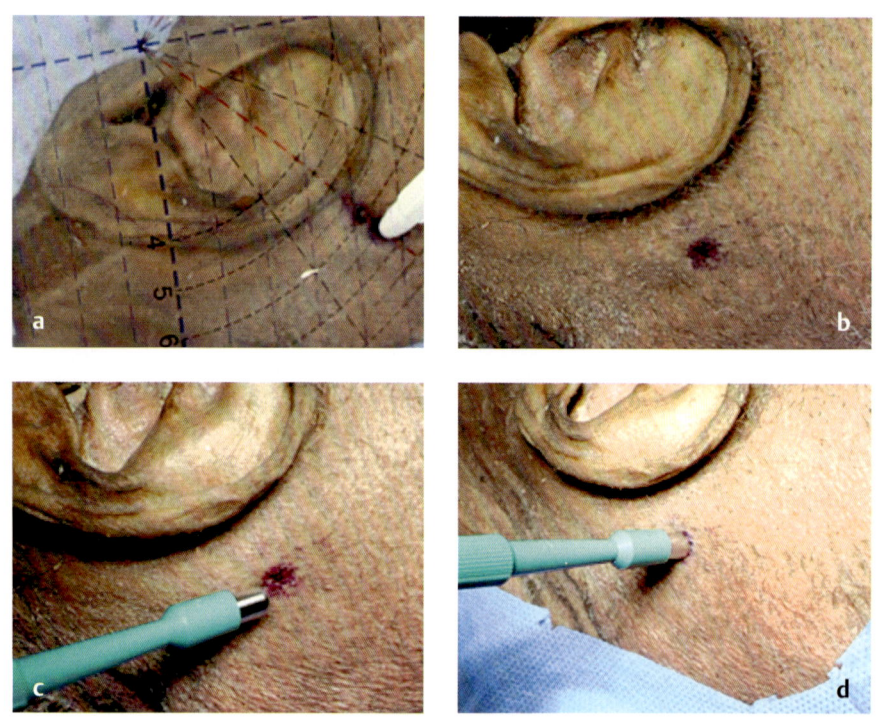

Fig. 5-6. (**a**) Utilização de uma régua para marcar o melhor posicionamento do *abutment*. (**b**) Marcado o ponto onde será realizada a perfuração. (**c**) *Punch* de biópsia de 5 mm utilizado para remoção da pele e do subcutâneo. (**d**) Uso do *punch* para remoção da pele e do subcutâneo até o periósteo.

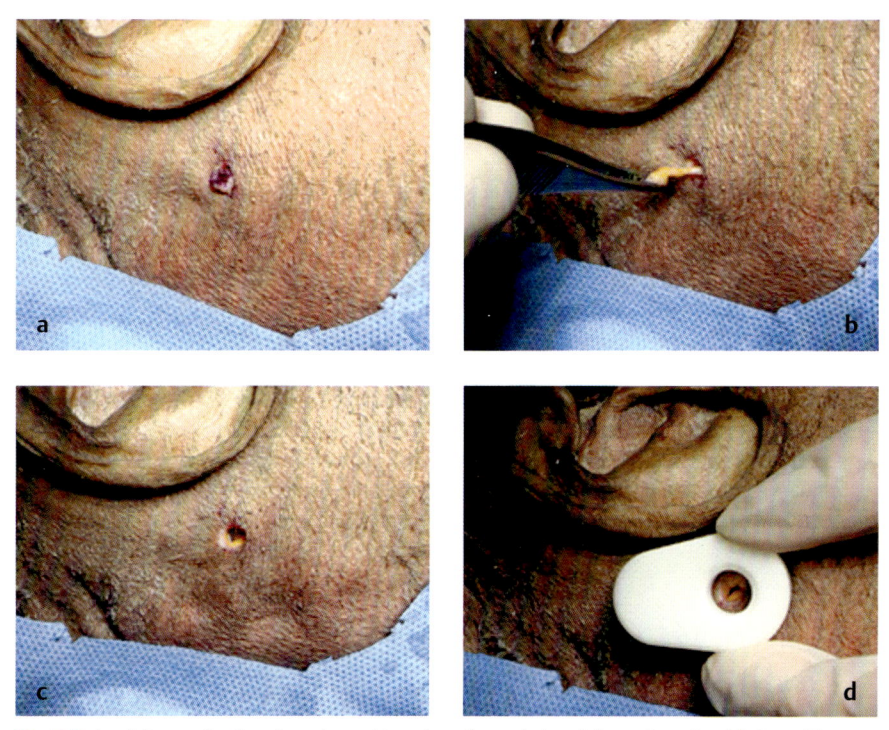

Fig. 5-7. (**a-c**) Remoção da pele e do tecido subcutâneo do local da perfuração. (**d**) O molde que simula o processador demonstra que o mesmo não estará em contato com o pavilhão auricular.

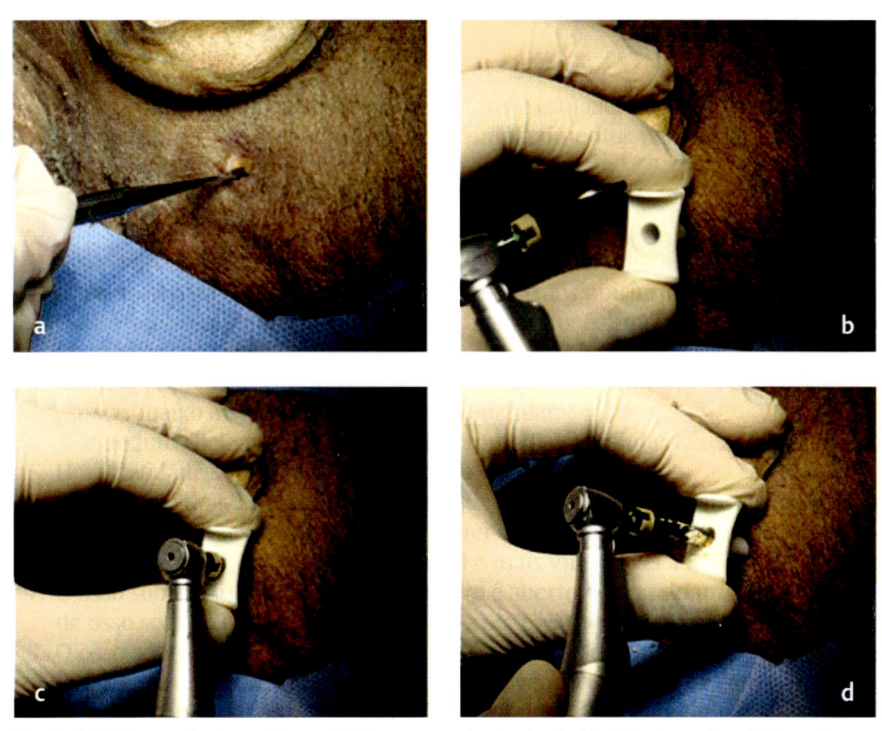

Fig. 5-8. (**a**) Remoção do periósteo. (**b**) Passagem da cânula do *kit* cirúrgico pelo orifício até o osso cortical. (**c**) Início da perfuração com a broca-guia. (**d**) Retirada da broca-guia com o pó de osso proveniente da perfuração.

PRÓTESE ANCORADA NO OSSO TEMPORAL – PERCUTÂNEA 45

Perfuração
1. Acoplar a cânula do *kit* cirúrgico ao orifício (Fig. 5-8b).
2. Broqueamento com a broca guia (Fig. 5-8c, d).
3. Perfuração com a broca escareadora com irrigação contínua e baixa rotação, nos mesmos moldes da incisão linear (Fig. 5-9).
4. Fixação do *abutment* com o implante (Figs. 5-10 e 5-11).

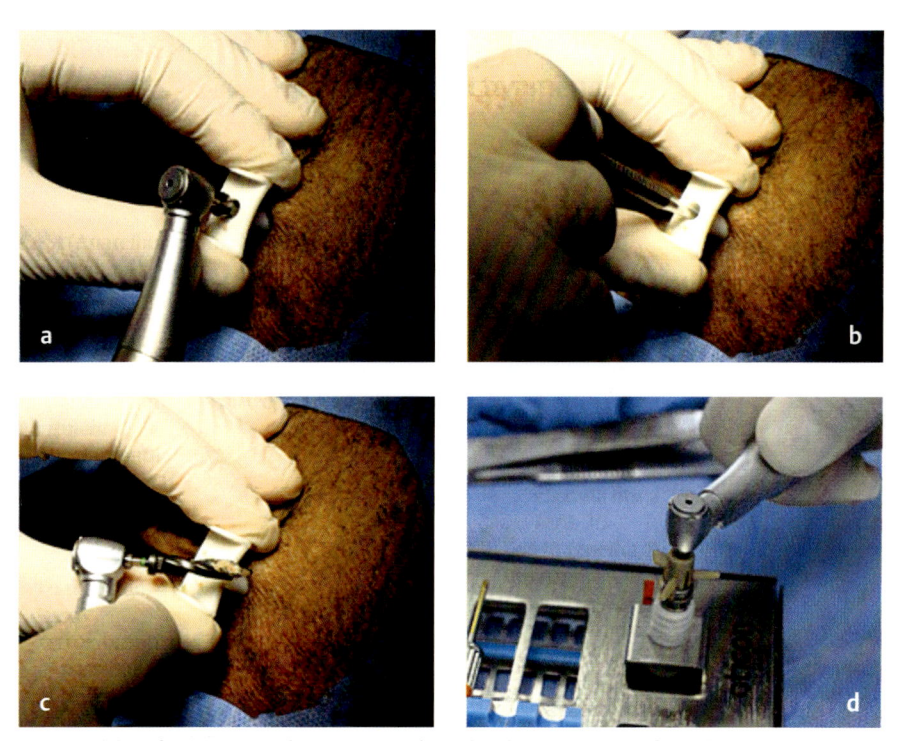

Fig. 5-9. (a) Perfuração com a broca escareadora. **(b)** Checagem da profundidade da perfuração e se chegou na dura-máter. **(c)** Retirada da broca com a poeira de osso. **(d)** Conjunto pré-montado é retirado usando-se o instalador do suporte conectado à peça de mão.

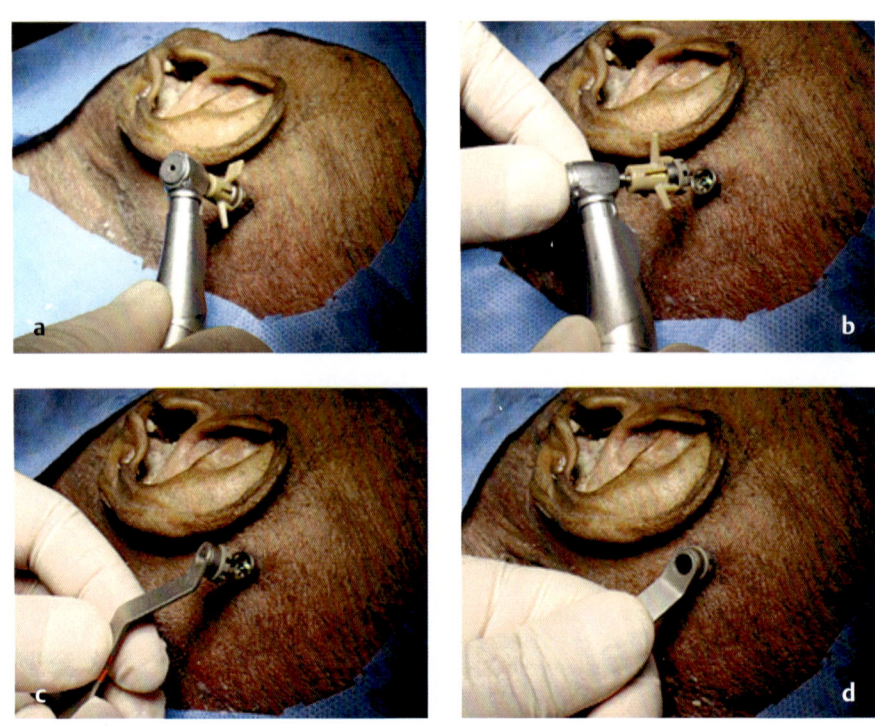

Fig. 5-10. (**a**) É importante certificar-se de que o implante se encaixe no orifício corretamente, antes de iniciar a instalação. Início da instalação do *abutment*. Quando o flange do implante tiver atingido a superfície do osso, ela para automaticamente. (**b**) Após a fixação do *abutment*, a caneta deve ser retirada. (**c**) Uso da chave para terminar a fixação do *abutment*. (**d**) Aperto final do *abutment* com a chave de torque.

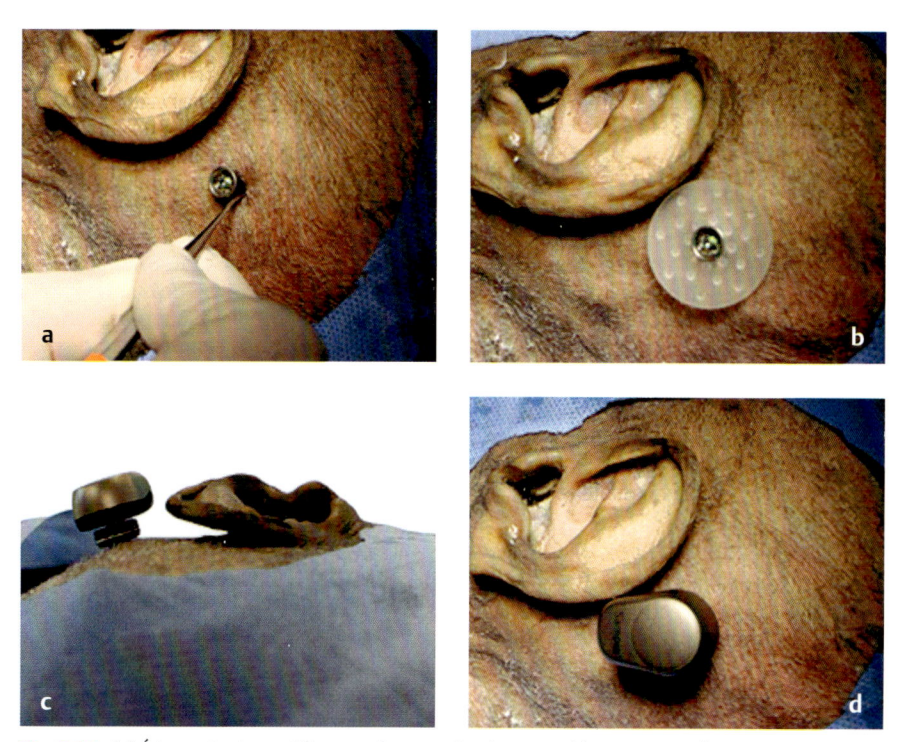

Fig. 5-11. (**a**) É importante certificar-se de que o implante está bem encaixado no osso. (**b**) Colocação do curativo. (**c, d**) Visualização do processador conectado com o *abutment*.

PRÓTESES ANCORADAS NO OSSO TEMPORAL – TRANSCUTÂNEA

CAPÍTULO 6

Arthur Menino Castilho ▪ Thayná Ferreira Furtado Pereira
Jonas Belchior Tamanini ▪ Gabriela Delmoro
André Souza de Albuquerque Maranhão

BONEBRIDGE

O Bonebridge (MED-EL, Innsbruck, Áustria) é uma prótese transcutânea ativa. A energia não é transmitida pela pele como ocorre com as transcutâneas passivas. O sistema BB-BCI (Bonebridge – Bone Conduction Implant) consiste em dois componentes: um implante interno que abriga o ímã, a bobina e o atuador, também conhecido como Bone-Conduction Floating-Mass Transducer (BC-FMT) e um processador externo.

O BB-BCI é comumente implantado na mastoide (MT), retrossigmoide (RS) ou fossa média (FM). O modelo BCI-602 tem parafusos autoperfurantes incluídos no *kit* de implante. Além disso, nos casos em que o crânio não é espesso o suficiente para abrigar o implante, os "*lifts*" podem ser usados para evitar a compressão dural. Os *lifts* têm várias espessuras (1-2 mm) e podem ser colocados no FMT para elevá-lo da dura-máter.

A pele deve ser marcada preferencialmente antes da incisão para que possa ter uma ideia do posicionamento do componente interno antes do início do procedimento. A escolha do melhor posicionamento deve ser realizada sempre com o auxílio da tomografia computadorizada. Independentemente da posição do FMT, a antena sempre deve ficar posicionada na mesma posição.

Cirurgia
Mastoide

O BC-FMT é posicionado, preferencialmente na região da mastoide, pelo menor risco de lesão da dura-máter e do seio sigmoide (Fig. 6-1).

1. A incisão deve ser realizada na região retroauricular, conforme o padrão da mastoidectomia tradicional.
2. Após a exposição da cortical da mastoide, ele é marcado com auxílio o do "T-sizer" que vem no *kit* para medição do tamanho e da profundidade do nicho.
3. O broqueamento do nicho se inicia com brocas cortantes.
4. Após o perfeito encaixe do "T-sizer", o BCI deve ser aberto, e colocada a antena abaixo do músculo temporal.

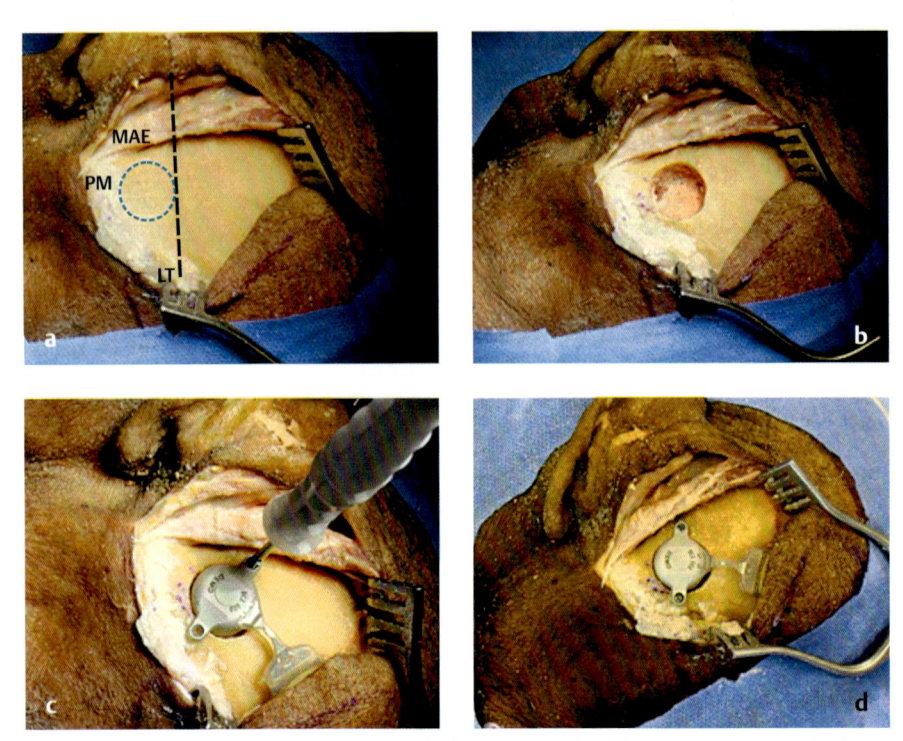

Fig. 6-1. Técnica de posicionamento do *Bonebridge* na mastoide. (**a**) Exposição e marcação da cortical para a confecção do nicho (tracejado em azul) utilizando os seguintes referenciais: PM (ponta da mastoide), MAE (meato acústico externo) e LT (linha temporal). (**b**) Confeccionado o nicho com broca cortante. (**c**) Colocação do BCI602 abaixo do músculo temporal e no nicho com fixação pelo parafuso autoperfurante. (**d**) Fixação dos dois parafusos e posicionamento final do BCI602.

5. A espessura da pele, tecido subcutâneo e músculo temporal não devem ultrapassar 7,0 mm. Caso seja maior, deve ser realizado emagrecimento do tecido subcutâneo.

Fossa Média

A técnica de posicionamento da fossa média pode ser utilizada em pacientes no pós-operatório de mastoidectomias e em malformações de orelha média.

A marcação da incisão deve ser realizada acima da linha temporal. A incisão horizontal tem melhor resultado estético, entretanto deve ter cuidado para não estender essa incisão até a altura do *tragus* pelo risco de lesão da artéria temporal.

1. Marcação do FMT para acesso na região da fossa média com o T-sizer.
2. Após a incisão na pele, o músculo temporal é identificado e também incisado para ter acesso à porção escamosa do osso temporal.
3. O broqueamento deve ser realizado de forma muito cautelosa para não ocorrer lesão da dura-máter que normalmente é exposta.

4. Após a colocação da prótese abaixo do músculo temporal, o BC-FMT é fixado com parafusos autoperfurantes, e o retalho é fechado.

Acesso Retrossigmoide

As indicações deste acesso são as mesmas do posicionamento em fossa média. Muitos cirurgiões preferem o acesso retrossigmoide, porque o osso é mais espesso, com menor risco de lesão da dura-máter quando comparado à FM, entretanto, a pele dessa região é mais espessa e normalmente tem maior risco de sangramento. Sempre deve ser avaliada a veia emissária da mastoide. Em alguns casos, ela pode ser quase do mesmo calibre do seio sigmoide. Assim, nestes casos, o acesso retrossigmoide deve ser evitado.

1. A marcação deve levar em consideração a posição da ponta da mastoide e a projeção do seio sigmoide.
2. Após a incisão e dissecção do plano muscular, localizar a veia emissária.
3. Marcar o local do nicho e iniciar o broqueamento geralmente até a exposição da dura-máter da fossa posterior.
4. Colocar a antena e fixar o FMT no nicho.

OSIA2

A prótese auditiva ativa transcutânea de condução óssea Osia2 (Cochlear™, Sydney, Austrália) é indicada para perda auditiva condutiva, mista ou neurossensorial profunda unilateral. O ganho máximo é de 55 dB nas frequências de 0,5, 1, 2 e 4 kHz. O implante osteointegrado estimula diretamente o osso com seu transdutor piezoelétrico. Tem um processador e o dispositivo interno.

Marcação

1. A posição ideal do dispositivo interno é em linha horizontal com o conduto auditivo externo ou ligeiramente superior sem tocar no pavilhão auricular (Fig. 6-2).
2. O processador de som deve estar em uma posição ligeiramente acima ao pavilhão auricular.
3. A bobina e o atuador, preferencialmente, devem ficar em um ângulo de 0°. O desvio máximo deve ser de 45°.
4. Marque a localização do Implante usando o orifício da área do atuador do molde e uma agulha hipodérmica inserida até o osso com tinta de marcação, como azul de metileno. O atuador não deve tocar no pavilhão auricular (Fig. 6-2a).

Incisão

1. Há variações e dependem da anatomia do paciente. Mantenha uma distância de 10-15 mm entre a incisão e a borda do implante para evitar tensão na pele e complicações tardias.
2. Crie um *pocket* subperiosteal para o implante. Verifique com o modelo se o tamanho do *pocket* é adequado, e se a posição do atuador está de acordo com o plano.

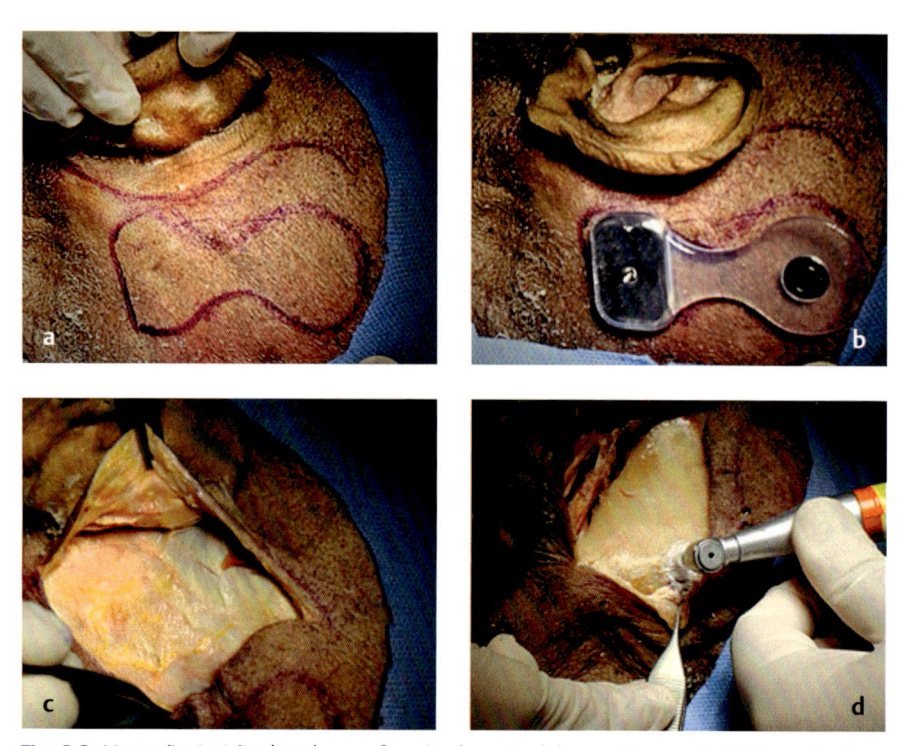

Fig. 6-2. Marcação, incisão da pele e perfuração da cortical do osso temporal. (**a**) Marcação da incisão anterior e do posicionamento do implante. (**b**) Demonstração do posicionamento do Osia. (**c**) Incisão da pele e elevação do retalho cutâneo, com exposição do músculo temporal. (**d**) Início da perfuração.

Preparação para a Colocação do Implante

1. Limpe o periósteo em torno do local do implante com uma pequena incisão cruzada.
2. Localizar a marcação para o local do implante feita anteriormente. Ao abrir o local, pode ser necessário mudar a posição do implante devido à mudança de preferência do local ou qualidade óssea.

Perfuração (Fig. 6-3)

1. Insira a broca guia na peça de mão para iniciar a perfuração com a broca guia e o espaçador de 3 mm.
2. Ajuste a unidade de perfuração para 2.000 rpm.
3. Use o indicador de perfuração e irrigação abundante durante todos os procedimentos de perfuração.
4. Comece a perfurar com a broca de guia cônica com o espaçador de 3 mm a 2.000 rpm.
5. Certifique-se de perfurar em um ângulo perpendicular à superfície óssea para minimizar a necessidade de polimento ósseo mais tarde no procedimento.

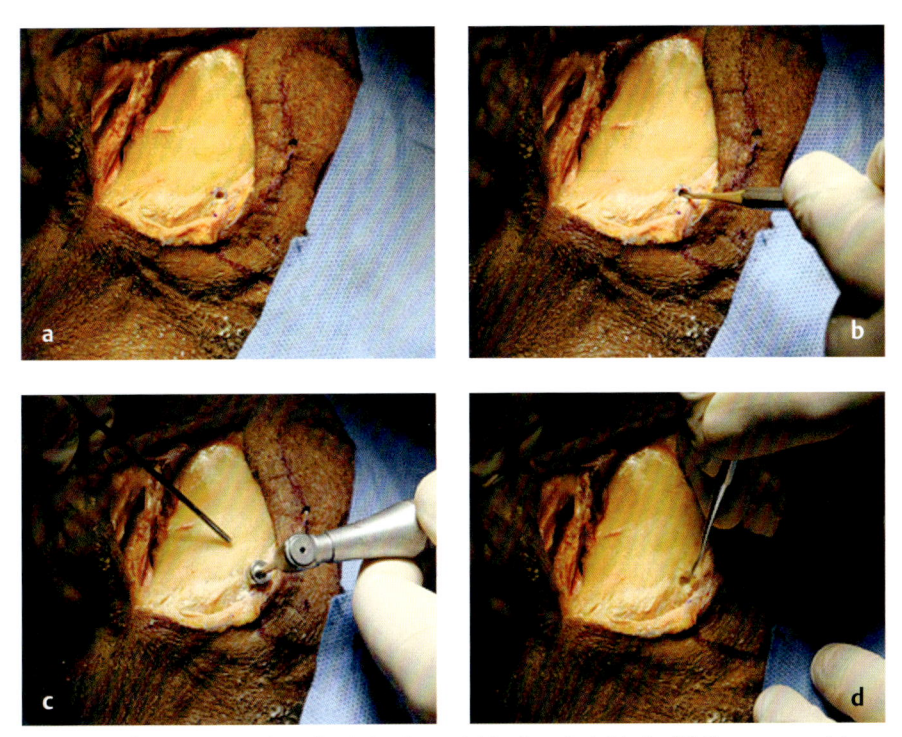

Fig. 6-3. Perfuração para colocação do implante. (**a**) Perfuração iniciada. (**b**) Checagem se há ainda osso para terminar o broqueamento. (**c**) Utilização da broca de alargamento. (**d**) Checagem da perfuração.

6. Durante a perfuração, mova a broca perpendicularmente para cima e para baixo para garantir que a irrigação atinja a ponta da broca.
7. Verifique a parte inferior do local repetidamente para o osso, tanto visualmente quanto com um instrumento adequado. Evite penetrar na parede do seio sigmoide ou danificar a dura-máter.
8. Se houver espessura óssea adequada, remova o espaçador branco na broca guia e continue a perfurar a uma profundidade de 4 mm.
9. Perfure com a broca de alargamento.
10. Troque a broca guia pela broca de alargamento na peça de mão.
11. Amplie o local com a broca de alargamento relevante de 3 mm ou 4 mm a 2.000 rpm.
12. Perfure perpendicularmente com um movimento para cima e para baixo para garantir que a irrigação possa resfriar suficientemente o osso durante a perfuração.
13 O implante não deve entrar em contato com outra coisa que não a ampola e o inseridor do pilar antes de ser colocado no osso. A superfície deve ser mantida livre de contaminação para uma osteointegração bem-sucedida.
14. Troque a broca de alargamento da peça de mão para o inseridor do implante.

15. Ajuste a unidade de perfuração para uma configuração de torque que se adapte à qualidade do osso. Se não tiver certeza da qualidade óssea, comece com uma configuração de torque mais baixa e aumente gradualmente.
16. O uso de qualquer outro instrumento pode danificar as roscas internas do implante BI300.

Inserção do Implante (Fig. 6-4)
1. Com o indicador de perfuração no lugar, insira o implante em um ângulo perpendicular à superfície óssea.
2. Coloque o implante sem líquido de arrefecimento até que os primeiros fios do implante estejam bem dentro do osso (duas rotações). Uma vez no osso, continue a colocação com irrigação.
3. Remova cuidadosamente o inseridor de implante verticalmente do implante.
4. Coloque *Bone bed* no implante e aperte-o suavemente à mão nas roscas do implante, girando o botão superior. Certifique-se de que está devidamente apertado. Gire o indicador *Bone bed* no sentido horário para verificar se há interferência óssea.
5. Se o indicador *Bone bed* tocar apenas o periósteo, retire o periósteo. Se o indicador do leito ósseo tocar o osso, remova o excesso de osso usando uma broca otológica padrão de alta velocidade. Verifique repetidamente se o osso suficiente

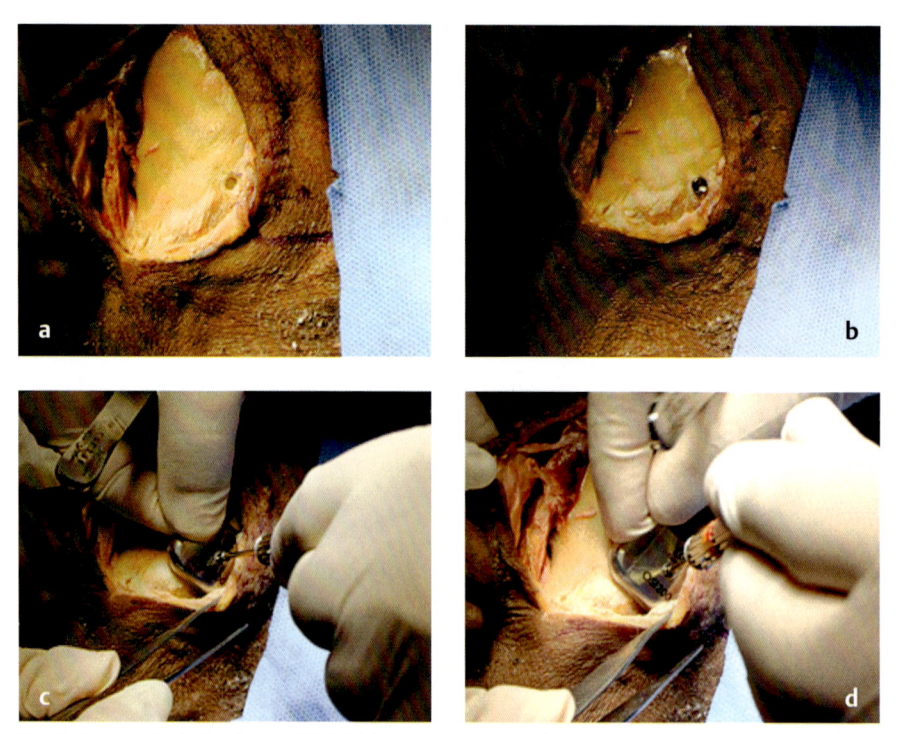

Fig. 6-4. Inserção do implante. (**a**) Orifício pronto para receber o implante. (**b**) Implante fixado. (**c, d**) Fixação do dispositivo interno.

foi removido, usando o indicador do leito ósseo até que o indicador do leito ósseo possa ser girado 360° no sentido horário sem aplicar força.
6. Se for necessário afinar os tecidos moles, dilua cuidadosamente o tecido em toda a área da bobina. Tente alcançar uma espessura de pele uniforme sobre a área da bobina para melhor contato com o processador de som.
7. Como alternativa ao afinamento dos tecidos moles, considere colocar a bobina no topo do periósteo e/ou camada muscular para alcançar a espessura desejada da lâmina da pele.
8. Faça uma verificação final com o modelo para garantir que a bobina fique bem no *pocket* e possa ser posicionada corretamente. Remova o modelo depois.
9. Utilize a chave de fenda para recolher o parafuso de ligação do *blister* do implante utilizando uma força mínima. Ainda no *blister*, aparafuse cuidadosamente o parafuso de ligação no atuador até que esteja totalmente encaixado.
10. Retire cuidadosamente o implante do *blister* e coloque-o com a bobina primeiro no *pocket*.
11. Coloque o centro do atuador em cima do implante e aperte suavemente o parafuso de ligação com a chave de fenda, mantendo o atuador no lugar com os fios.
12. Continue a apertar até 25 Ncm com a chave de fenda *Unigrip* e a chave *Multi* com o adaptador *ISO*, mantendo o atuador estável.

PRÓTESE ATIVA DE ORELHA MÉDIA

Vagner Antonio Rodrigues da Silva • Joel Lavinsky

O *Vibrant Soundbridge* (VSB; Med-El, Innsbruck, Áustria) é uma prótese implantável ativa de orelha média. É formada por dois componentes – processador auditivo externo e o componente interno ou prótese de substituição ossicular vibratória (VORP). Este é composto por uma unidade de recepção, *link* condutor e o *floating mass transducer* (FMT).[1-3]

O FMT consiste em uma carcaça de titânio com uma bobina e um ímã. Tem comprimento de 2,3 mm, diâmetro de 1,6 mm e pesa 25 mg. Quando o FMT está ligado a uma estrutura móvel (ossículos ou janela da orelha interna), estas vibrações podem ser transferidas, e a cóclea é estimulada.[3]

O VORP 503 tem uma variabilidade de acopladores. Permite que o FMT seja colocado no ramo curto da bigorna e ramo longo da bigorna, além da janela redonda, supraestrutura do estribo. A cirurgia é permitida para crianças a partir de 5 anos de idade até adultos.[3]

PASSOS DA CIRURGIA

Ramo Curto da Bigorna (Figs. 7-1 e 7-2)
1. Mastoidectomia simples.
2. Identificação do ramo curto da bigorna.
3. Epitimpanectomia posterior até a identificação da articulação incudomaleolar.
4. Realizada canaleta no ângulo sinodural para posicionamento do VORP.
5. Fixado o VORP com parafusos.
6. Colocado FMT com o acoplador adequado. É importante perceber que este acoplador tem os ganchos de largura diferente. A posição mais larga deve ser colocada mais próxima à articulação incudomaleolar.

Ramo Longo da Bigorna
1. Mastoidectomia simples.
2. Timpanotomia posterior ampla.
3. Visualização do ramo longo da bigorna.
4. Realizada canaleta no ângulo sinodural para posicionamento do VORP.
5. Fixado o VORP com parafusos.
6. Colocado o FMT acoplado ao adaptador do ramo longo. É importante reforçar que esse acoplador deve ser escolhido, conforme o lado a ser operado.

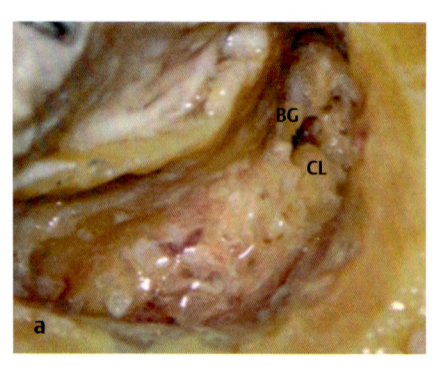

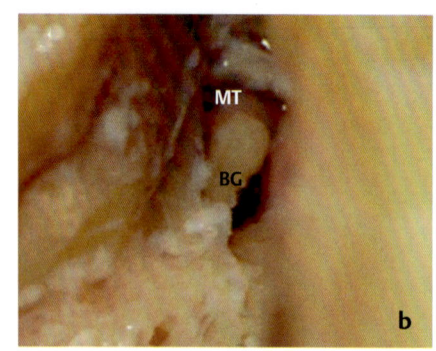

Fig. 7-1. (a) Mastoidectomia conservadora. **(b)** Epitimpanectomia posterior até a identificação da cabeça do martelo e da articulação incudomaleolar. BG: Bigorna (ramo curto); CL: canal semicircular lateral; MT: martelo (cabeça).

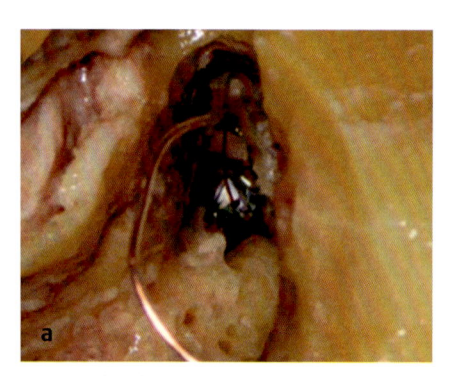

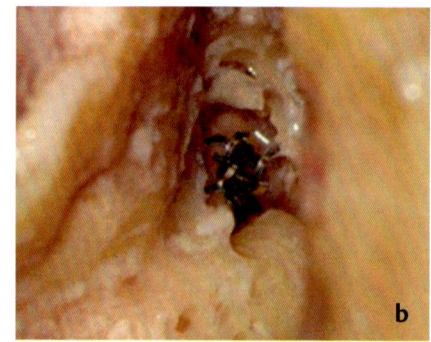

Fig. 7-2. (a) *Floating mass transducer* (FMT) fixado ao ramo curto da bigorna. **(b)** Detalhe do adaptador para ramo curto da bigorna e seu posicionamento adequado, sem o FMT.

Janela Redonda

A técnica da janela redonda normalmente é utilizada em pacientes com a cadeia ossicular comprometida ou mesmo ausente. Pode ser associada à petrosectomia subtotal para reabilitação auditiva.

O importante é ter boa visualização da membrana da janela redonda, mas sem abri-la.

Colocar o adaptador e posicionar o FMT tocando a membrana da janela redonda. Pode ser colocado um pedaço de cartilagem para manter o FMT apoiado.

Supraestrutura do Estribo

É mais utilizada em casos em que apenas o estribo está íntegro, na mastoidectomia simples, com muro baixo ou mesmo associada ao fechamento do conduto auditivo externo.

REFERÊNCIAS BIBLIOGRÁFICAS
1. Labassi S, Beliaeff M, Péan V, Van de Heyning P. The Vibrant Soundbridge. Cochlear Implants Int. 11 2017;18(6):314-23. .
2. Lee HJ, Lee JM, Choi JY, Jung J. Evaluation of Maximal Speech Intelligibility With Vibrant Soundbridge in Patients With Sensorineural Hearing Loss. Otol Neurotol. 10 2017;38(9):1246-50. .
3. Maw J. The Vibrant Soundbridge: A Global Overview. Otolaryngol Clin North Am. 2019 Apr;52(2):285-95.

FOSSA MÉDIA

CAPÍTULO 8

Vagner Antonio Rodrigues da Silva • Joel Lavinsky

A abordagem da fossa média para a secção do nervo vestibular foi relatada, em 1904, mas sem bons resultados pela falta de instrumentos adequados. A partir de 1961, o acesso foi popularizado por Willian House.

O acesso pela fossa média proporciona exposição completa do conteúdo do meato acústico interno (MAI), permitindo a remoção de tumores posicionados lateralmente. Mais adequado para a remoção de tumores intracanaliculares, com preservação da audição. Outra aplicação é para a descompressão da porção labiríntica com facial.

É tecnicamente mais sofisticada devido à falta de marcos robustos e à exposição limitada. O sangramento na fossa posterior pode ser difícil de controlar devido ao acesso limitado. Devido à sua localização no aspecto superior do MAI, o nervo facial é submetido a mais manipulação nessa abordagem do que em outras abordagens.

O ápice petroso pode ser aberto para dar acesso mais amplo à fossa posterior, ampliando o acesso anteriormente. Este acesso é conhecido por fossa média estendida. A abordagem por petrosectomia anterior através da fossa média, ou seja, anterior ao meato acústico interno com limite anterior em V3 e artéria carótida interna, permite um excelente acesso ao ápice petroso com possibilidade de preservação da cóclea e do labirinto posterior.

ANATOMIA CIRÚRGICA

Anteriormente, o limite da dissecção é a artéria meníngea média, que é lateral ao nervo petroso superficial maior. A eminência arqueada marca aproximadamente a posição do canal semicircular superior e pode ser prontamente aparente em alguns pacientes, mas obscura em outros. A relação entre a eminência arqueada e o canal semicircular superior pode ser variável em alguns pacientes, mas o canal superior tende a ser perpendicular à crista petrosa. Medialmente, o seio petroso superior corre ao longo da crista petrosa.

A porção labiríntica do nervo facial encontra-se imediatamente posterior ao giro basal da cóclea. A Bill's bar separa o nervo facial do vestibular superior. Ligeiramente posterior e lateral a esta área estão o vestíbulo e a extremidade da ampola do canal semicircular superior.

A identificação do gânglio geniculado pode ser realizada traçando-se o nervo petroso superficial maior posteriormente a ele. Se o *tegmen* estiver deiscente, o geniculado é encontrado ligeiramente anterior à cabeça do martelo.

O MAI encontra-se aproximadamente no mesmo eixo do meato acústico externo. Essa relação é útil para orientar o campo cirúrgico. Quanto mais medial se progride ao longo do MAI, mais espaço existe ao seu redor, permitindo a dissecção segura nessa área.

Método de identificação do MAI na fossa média.

TÉCNICA CIRÚRGICA

1. O cirurgião está sentado à cabeceira da mesa. Uma incisão é feita na área pré-tragal e estendida superiormente de forma suavemente curva. A porção média da incisão se curva posteriormente, o que a mantém no cabelo na maioria dos pacientes com calvície de padrão masculino. O músculo temporal e a fáscia são divididos verticalmente e retraídos para expor o crânio (Fig. 8-1).
2. A craniotomia é feita na porção escamosa do osso temporal. Localiza-se aproximadamente dois terços anterior e um terço posterior ao meato acústico externo e tem aproximadamente 5 cm por 5 cm. Este retalho ósseo é baseado na raiz do zigoma o mais próximo possível do assoalho da fossa média (Fig. 8-2a, b).

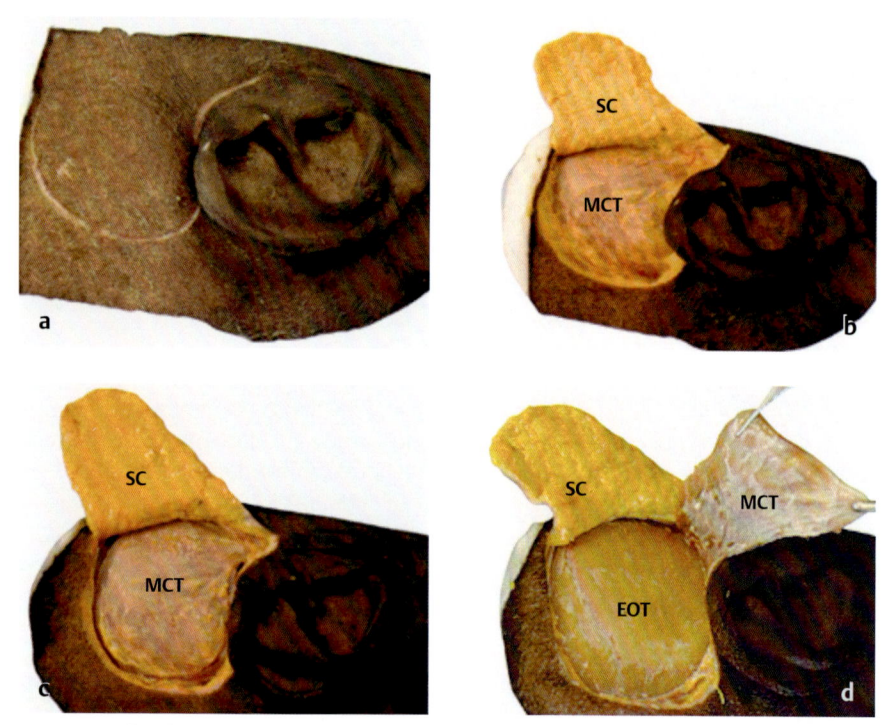

Fig. 8-1. Orelha direita. Incisão da pele, subcutâneo e músculo temporal para acesso à fossa média. (**a**) Incisão da pele. (**b**) Levantamento da pele e do subcutâneo. (**c**) Incisão do músculo temporal. (**d**) Levantamento do músculo temporal pediculado na artéria temporal com exposição da porção escamosa do osso temporal. EOT: Porção escamosa do osso temporal; MCT: músculo temporal; SC: subcutâneo.

FOSSA MÉDIA

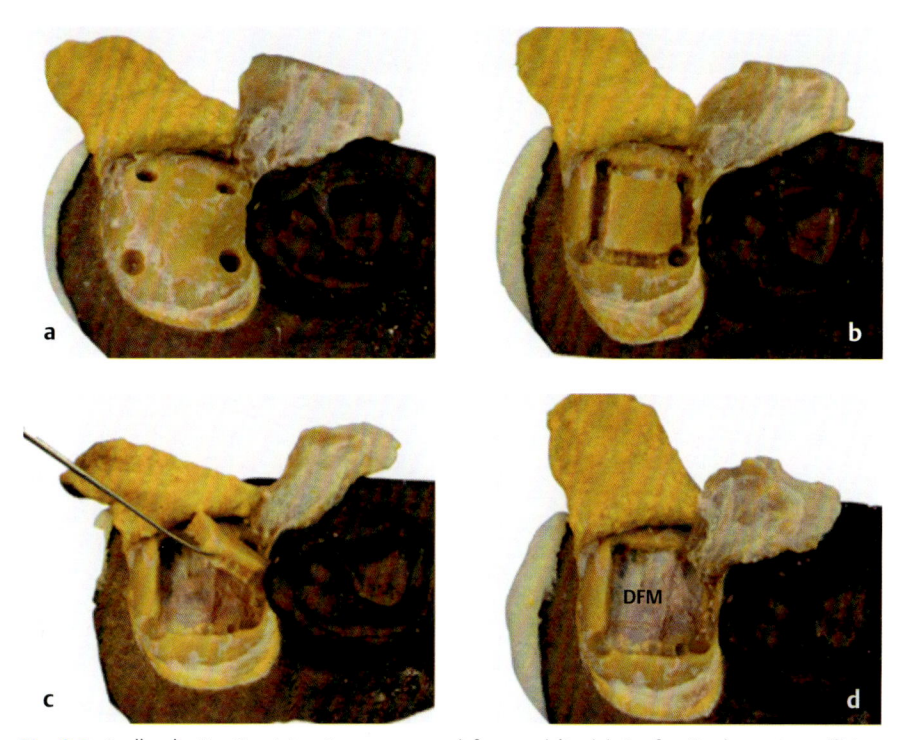

Fig. 8-2. Orelha direita. Craniotomia para acesso à fossa média. (**a**) Confecção de quatro orifícios no crânio para guiar a craniotomia. (**b**) Broqueamento unindo os orifícios da craniotomia. (**c**) Descolando a dura-máter do retalho ósseo. (**d**) Exposição da dura-máter da fossa média. DFM: Dura-máter da fossa média.

3. A dura-máter é inicialmente exposta em dois cantos do retalho ósseo. Essas exposições são dispostas diagonalmente, o que permite a separação da dura-máter do retalho ósseo. Durante a criação deste retalho, toma-se cuidado para evitar a laceração da dura-máter subjacente. É importante manter a broca perpendicular ao osso para evitar rasgar a dura-máter.
4. A posição extradural da broca deve ser verificada periodicamente durante a craniotomia. Pode ser necessário remover o osso adicional da janela de craniotomia em direção ao assoalho da fossa média com uma broca cortante. Alternativamente, todo o retalho de craniotomia pode ser delineado com uma broca de alta velocidade, usando corte padrão e, em seguida, broca de diamante. O retalho ósseo é reservado para posterior substituição (Fig. 8-2c, d).
5. A dura-máter é elevada a partir do assoalho da fossa média. O marco inicial é a artéria meníngea média, que marca a extensão anterior da dissecção. Frequentemente, há sangramento nessa região e pode ser controlado com hemostáticos.
6. A dissecção da dura-máter prossegue de forma posterior-anterior. Em aproximadamente 5% dos casos, o gânglio geniculado é deiscente, mas a lesão pode ser evitada com elevação dural de posterior para anterior.

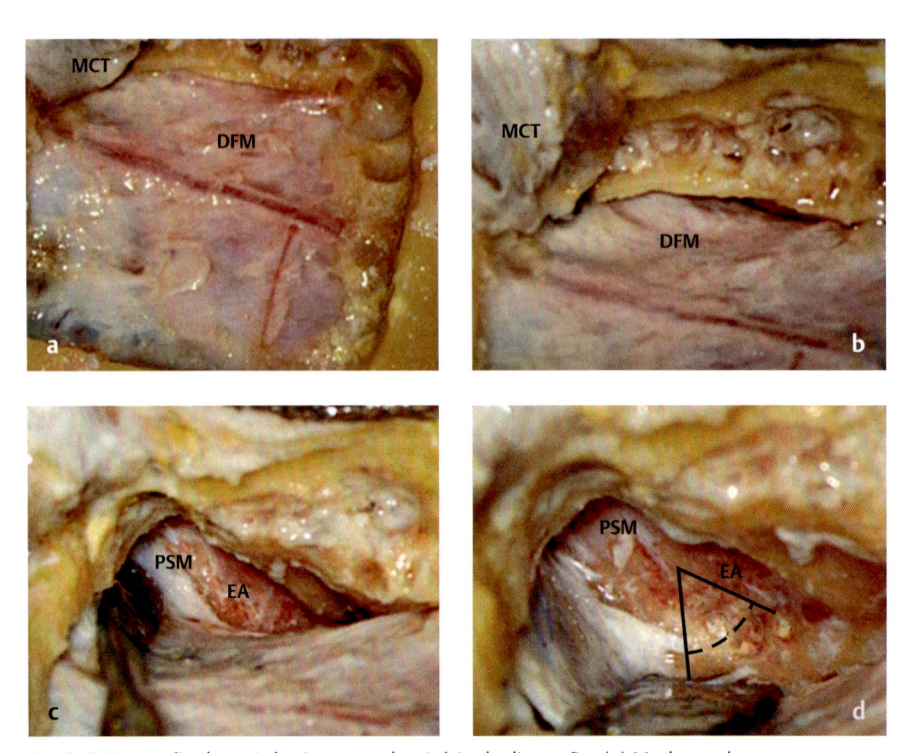

Fig. 8-3. Exposição da eminência arqueada e início da dissecção. (**a**) Mudança de posicionamento do cirurgião, visando observar a base da fossa média. (**b**) Início do descolamento da dura-máter da fossa média. (**c**) Identificação do nervo petroso superficial maior (PSM) e da eminência arqueada (EA). (**d**) O eixo do meato acústico interno está localizado num ângulo de 60 graus em relação ao eixo do canal semicircular superior que é marcado pela eminência arqueada. MCT: Músculo temporal; DFM: dura-máter da fossa média.

7. A crista petrosa é identificada, e toma-se cuidado para não ferir o seio petroso superior que é elevado de seu sulco, quando a crista verdadeira é identificada.
8. A eminência arqueada e o nervo petroso superficial maior são identificados. Estes são os principais marcos para a subsequente dissecção intratemporal.
9. Quando a dura-máter for elevada, utiliza-se um afastador de House-Urban sobre a crista medial do seio petroso superior (crista verdadeira) para apoiar o lobo temporal. A ponta do afastador é colocada sob a verdadeira crista petrosa.
10. Para manter uma posição segura, os dentes do afastador de retenção devem ser travados contra as margens ósseas da janela de craniotomia, e a ponta do afastador deve ser colocada sob a crista petrosa verdadeira.
11. O nervo petroso superficial maior está localizado medial à artéria meníngea média. Usando uma grande broca de diamante e irrigação por sucção contínua, o canal semicircular superior é identificado, broqueando a eminência arqueada até a identificação da *blue line* do canal semicircular superior (Fig. 8-4).

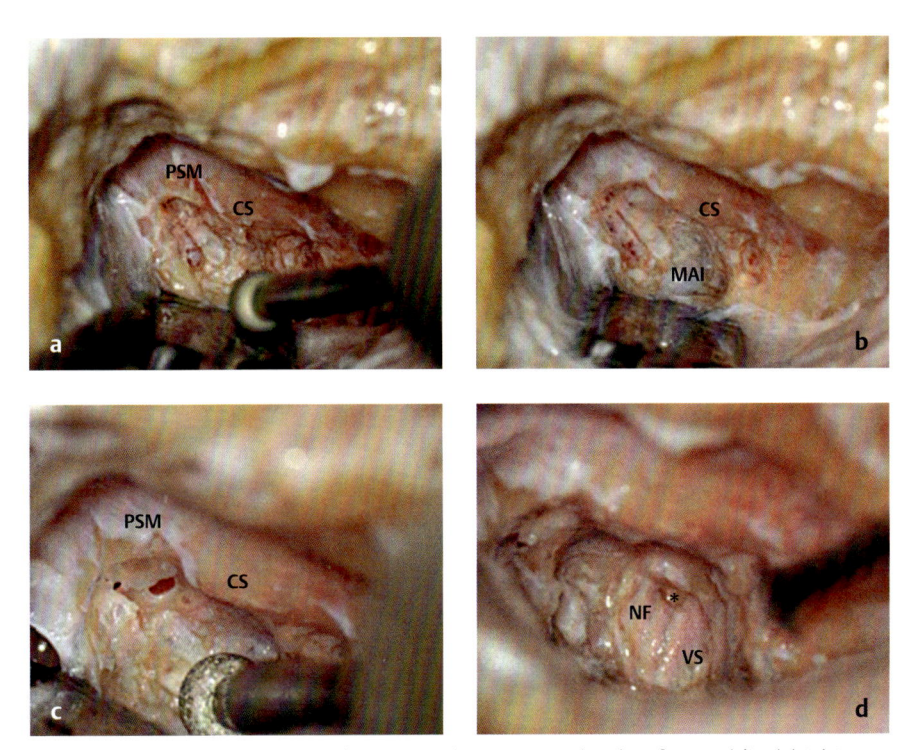

Fig. 8-4. Identificação e exposição do meato acústico interno (MAI) na fossa média. (**a**) Início do broqueamento seguindo o ângulo da Figura 8-3. (**b**) Visualização por transparência do MAI. (**c**) Ampliação da dissecção no sentido anterior. (**d**) Exposição do nervo facial (NF) e do nervo vestibular superior (VS). Asterisco: Bill's Bar; CS: canal semicircular superior; PSM: nervo petroso superficial maior.

12. Como o canal semicircular superior é esqueletizado e seguido anteriormente, o gânglio geniculado pode ser identificado. O osso é removido na face medial da crista petrosa na bissecção do ângulo formado pelo nervo petroso superficial maior e pelo canal semicircular superior. O MAI é identificado neste local medial e rastreado lateralmente.
13. A dura-máter da fossa posterior está amplamente exposta (2 cm), e a circunferência do poro acústico é exposta por aproximadamente 270 graus. A dura-máter da fossa posterior pode ser aberta com uma microlâmina para liberar o líquido cefalorraquidiano. Isso relaxa o lobo temporal e facilita a remoção dos afastadores para permitir uma visão desimpedida da extremidade lateral do MAI.
14. À medida que a dissecção prossegue lateralmente, ela deve se estreitar para cerca de 90 graus devido à presença da cóclea e do canal semicircular superior. Na extremidade lateral do MAI, a Bill's bar e a porção labiríntica do facial estão expostas (Fig. 8-5).

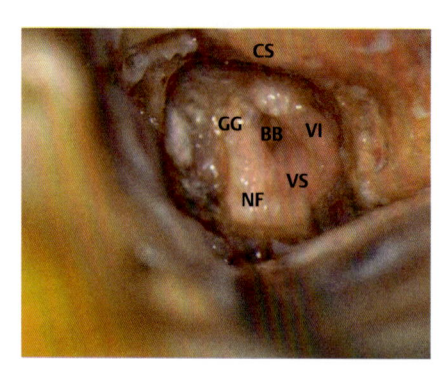

Fig. 8-5. Exposição do meato acústico interno pelo acesso de fossa média. BB: Bill's bar; CS: canal semicircular superior; GG: gânglio geniculado; NF: nervo facial; VI: nervo vestibular inferior; VS: nervo vestibular superior.

ACESSO TRANSLABIRÍNTICO

Vagner Antonio Rodrigues da Silva ▪ Joel Lavinsky

A abordagem translabiríntica para acesso a tumores do APC foi introduzida por William House e William Hitselberger, na década de 1960. Proporciona exposição do nervo facial do tronco encefálico ao forame estilomastóideo, evita a retração cerebral e cerebelar, e a maioria da abordagem é extradural. É ideal para ressecção de tumores de qualquer tamanho, quando a audição não é útil, embora seja igualmente vantajosa para tumores maiores, quando a chance de preservação auditiva é baixa. A abordagem translabiríntica apresenta diminuição do perigo de embolia aérea e evita a retração cerebelar. A dissecção extradural também diminui muito a dispersão de pó de osso no espaço subaracnóideo.

MASTOIDECTOMIA

1. Mastoidectomia simples. A remoção do osso 2 cm posterior ao seio sigmoide é crucial para a exposição adequada da dura-máter da fossa craniana posterior e para permitir uma compressão do seio sigmoide suave, se necessário.
2. A dissecção continua com a remoção de todo o osso que recobre a fossa posterior na dura-máter medial ao seio sigmoide e até o labirinto. É importante remover todo o osso do ângulo sinodural e sobre a dura-máter da fossa média adjacente ao ângulo (Fig. 9-1).
3. As saliências ósseas laterais da porção escamosa do osso temporal não devem restringir a colocação de instrumentos. O lobo temporal e a própria dura-máter devem ser o fator limitante. Em geral, grande parte do trabalho ósseo lateral é concluída antes de iniciar a labirintectomia. Isso facilita a exposição das estruturas profundas.
4. Depois que uma mastoidectomia completa é realizada, e o osso é removido da dura-máter da fossa posterior, do seio sigmoide e da dura-máter da fossa média, o ponto mais profundo da dissecção muda para o ângulo sinodural e o labirinto.

LABIRINTECTOMIA (FIGS. 9-2 E 9-3)

1. A labirintectomia começa com a remoção do canal semicircular lateral e se estende posteriormente ao canal posterior.
2. A remoção óssea é continuada inferior e anterior em direção à extremidade da ampola deste canal. A ampola do canal posterior é o marco para a borda inferior do MAI.

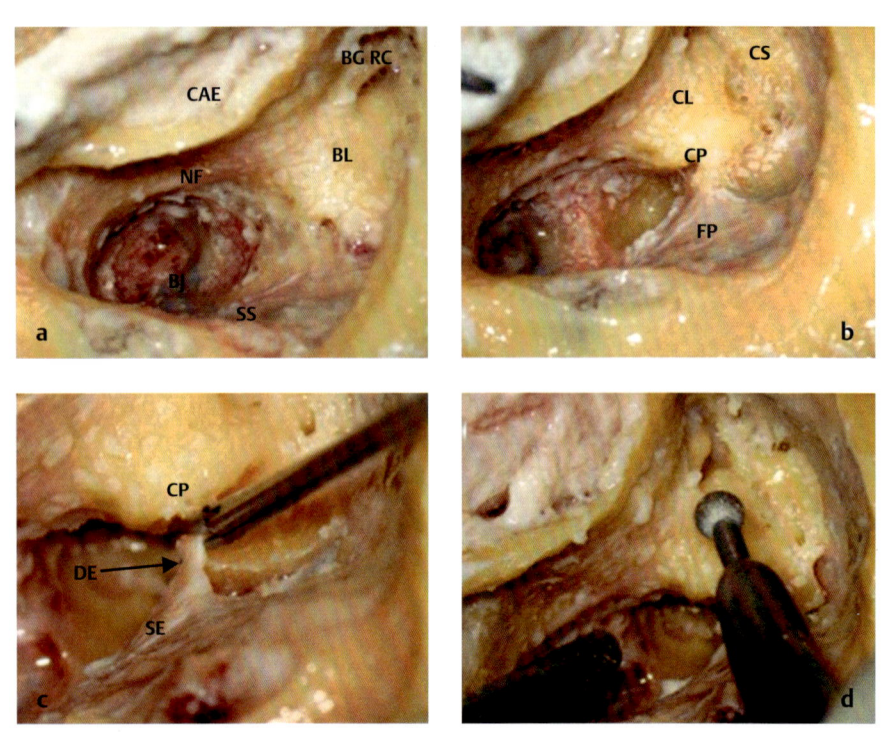

Fig. 9-1. Mastoidectomia com exposição da dura-máter das fossas média e posterior, bulbo jugular e ducto endolinfático. (**a**) Identificação do bloco labiríntico (BL) e das estruturas da dura-máter da fossa posterior e bulbo jugular. (**b**) Ampliação do broqueamento da dura-máter da fossa posterior. (**c**) Secção do ducto endolinfático. (**d**) Início da labirintectomia. BG RC: Bigorna, ramo curto; BJ: bulbo jugular; CAE: conduto auditivo externo; CL: canal semicircular lateral; CP: canal semicircular posterior; CS: canal semicircular superior; DE: ducto endolinfático; FE: fossa posterior (triângulo de Trautman); NF: nervo facial; SE: saco endolinfático; SS: seio sigmoide.

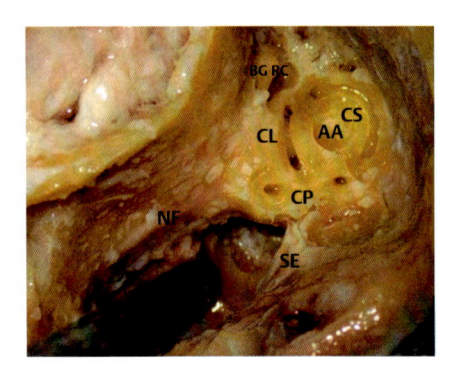

Fig. 9-2. Labirintectomia. Canal semicircular superior, posterior e lateral abertos.
AA: Artéria subarqueada; BG RC: bigorna; CL: canal semicircular lateral; CP: canal semicircular posterior; CS: canal semicircular superior; NF: nervo facial; SE: saco endolinfático.

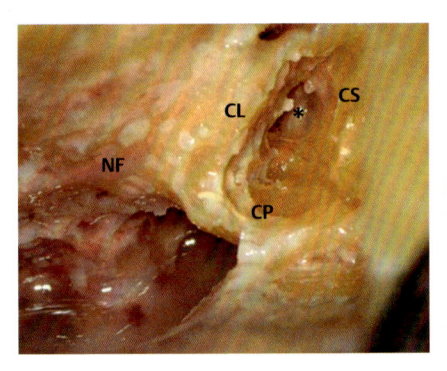

Fig. 9-3. Labirintectomia e identificação do meato acústico interno. Mantido osso no canal semicircular lateral para proteção do nervo facial. Asterisco: Vestíbulo; CL: canal semicircular lateral; CP: canal semicircular posterior; CS: canal semicircular superior; NF: nervo facial.

3. A extensão inferior da remoção óssea é o bulbo jugular, que pode ser bastante variável em termos de sua posição em relação ao MAI. O bulbo jugular pode ser encontrado no mesmo nível que o MAI e deve ser observado assim que se abre o canal semicircular posterior.
4. O canal semicircular posterior é aberto inferiormente ao vestíbulo e superiormente à *crus* comum. Deve-se tomar cuidado ao seguir a extremidade da ampola do canal posterior em direção ao vestíbulo, pois o segundo joelho e o segmento vertical do nervo facial ficam laterais ao vestíbulo nessa região.
5. A artéria subarqueada é frequentemente encontrada atravessando o osso dentro do arco do canal semicircular superior e serve como um marco para o aspecto superior do MAI.
6. Uma vez que a labirintectomia esteja completa, o nervo facial é identificado em sua porção descendente na mastoide e esqueletizado apenas proximal ao forame estilomastóideo. Pode-se identificar o nervo facial após a remoção do canal semicircular posterior, usando o lado da broca de diamante (em vez da ponta dela) para remover os ossos posterior e medial do nervo. No entanto, a identificação do nervo facial em seu segmento vertical pode ser realizada, assim como em uma abordagem padrão de recesso facial, antes da labirintectomia.
7. Movimentos lentos e longos da broca na direção do nervo facial com irrigação abundante são necessários durante essa dissecção para minimizar a chance de lesão do nervo facial.
8. O segmento mastóideo do nervo facial serve como limite anterior da dissecção. É importante remover o máximo de osso adjacente possível da região retrofacial para maximizar a exposição do MAI.
9. Com esta porção do nervo facial e do bulbo jugular identificados, o restante do osso entre o vestíbulo e o bulbo é removido. Após a abertura ampla do vestíbulo, a remoção da porção superior (extremidade não ampular) do canal posterior é levada para a *crus* comum, que é composta pelas extremidades não ampuladas do canal semicircular posterior e superior.
10. A *crus* comum é então aberta para o vestíbulo. O canal superior é agora aberto e removido para a sua extremidade ampulada no vestíbulo. Esta porção do canal superior identifica a área onde o nervo vestibular superior sai da extremidade lateral do MAI e está em estreita proximidade com o segmento labiríntico do nervo facial.

11. Da mesma forma, o nervo singular sai do MAI na ampola do canal semicircular posterior, e o nervo vestibular inferior sai do canal do sáculo e do recesso esférico. A identificação dessas estruturas delineia a extensão superior e inferior do MAI.
12. À medida que o osso posterior ao MAI é removido, o aqueduto vestibular e o início do saco endolinfático são removidos. Uma espessura de casca de ovo do osso é deixada sobre a dura-máter do MAI para evitar lesões nas estruturas subjacentes até que toda a dissecção óssea seja concluída.
13. O MAI não é aberto neste momento porque o osso deve ser removido medialmente ao poro acústico. O MAI corre profundamente do vestíbulo e para longe do cirurgião. Uma grande quantidade de osso deve ser removida para expor adequadamente o conteúdo do MAI e do APC.

ABERTURA DO MAI (FIGS. 9-4 E 9-5)

1. O osso é removido ao redor do canal superior e inferiormente para expor pelo menos 270 graus de dura-máter do MAI.
2. O limite inferior da remoção óssea é o aqueduto coclear e o bulbo jugular. O aqueduto coclear entra na fossa posterior diretamente inferior à porção média do MAI.

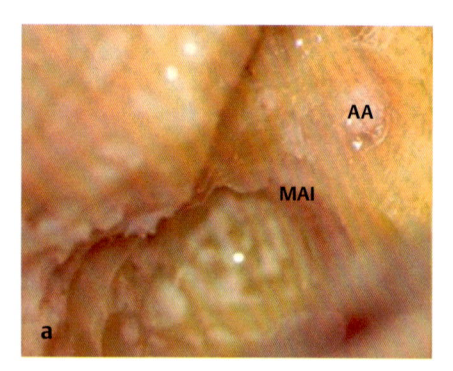

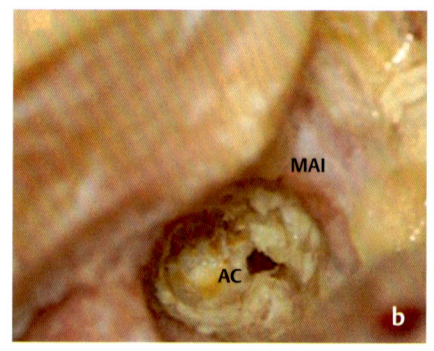

Fig. 9-4. (**a**) Abertura do conduto auditivo interno a partir da ampola do canal semicircular posterior. (**b**) Exposição do aqueduto coclear (AC) e ampliação da remoção do osso do meato auditivo interno (MAI).

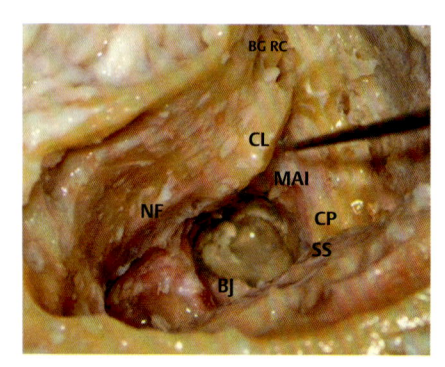

Fig. 9-5. Exposição do meato acústico interno no acesso translabiríntico antes de completar a abertura da dura-máter. BG RC: Bigorna, ramo curto; BJ: bulbo jugular; CL: canal semicircular lateral; CP: canal semicircular posterior; MAI: meato acústico interno; NF: nervo facial; SE: saco endolinfático; SS: seio sigmoide.

3. Ao não remover o osso das partes anterior e profunda do aqueduto coclear, a lesão de CN IX, X e XI é evitada. O osso entre o bulbo jugular e a face inferior do MAI, ao longo da dura-máter da fossa posterior, deve ser removido anteriormente ao nível do aqueduto coclear para proporcionar a maior quantidade de exposição do polo inferior do tumor.
4. O osso é removido do MAI superolateralmente por último por causa de sua proximidade com o nervo facial.
5. O osso deve ser removido do lábio superior do MAI ao longo de todo o seu comprimento. Esta dissecção é delicada, porque o nervo facial muitas vezes está subjacente à dura-máter ao longo da região anterossuperior do MAI.
6. O cirurgião deve ter cuidado para não permitir que a broca caia no canal e, possivelmente, machuque o nervo. Tal como acontece com o lábio inferior, todo o osso deve ser removido do lábio superior.
7. O nervo facial é identificado à medida que sai da extremidade lateral do MAI na crista vertical do osso (Bill's bar) com um gancho de 3 mm. O nervo facial pode ser identificado ainda mais em seu segmento labiríntico proximal por remoção óssea adicional (Fig. 9-6).
8. O gancho é passado cuidadosamente ao longo do interior do MAI distal superior até que a barra de Bill seja palpada.

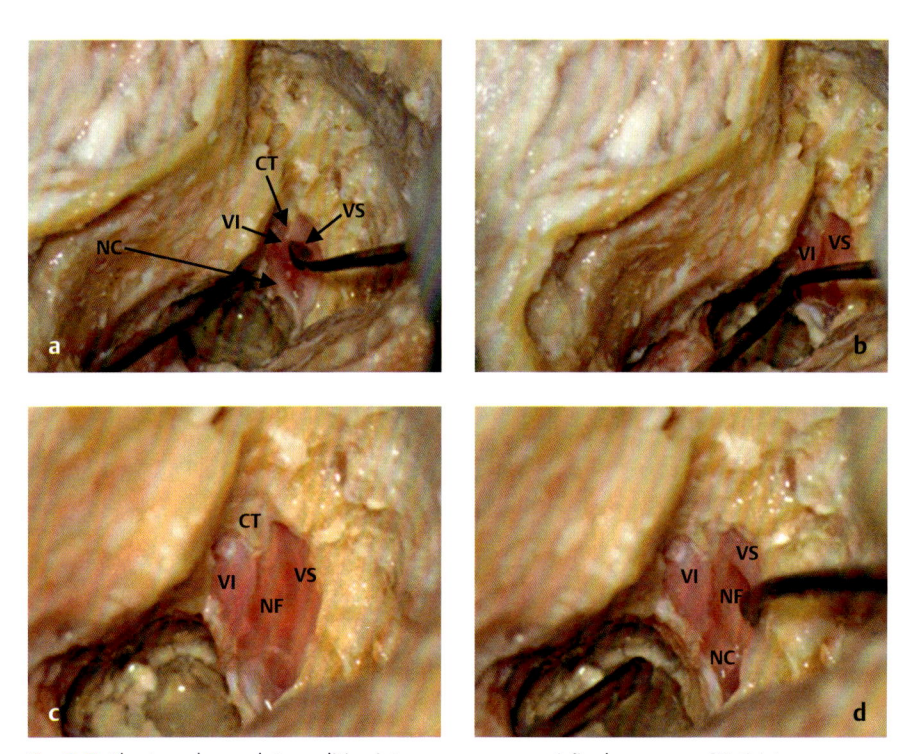

Fig. 9-6. Abertura do conduto auditivo interno com a exposição dos nervos. CT: Crista transversa; NC: nervo coclear; NF: nervo facial; VI: nervo vestibular inferior; VS: nervo vestibular superior.

9. Toda a dissecção até agora foi extradural, e a morbidade deve ser mínima. Quando o nervo facial foi identificado positivamente, a dura-máter da fossa posterior sobre a porção média do MAI é aberta com tesoura (Fig. 9-7).
10. Posteriormente, a veia petrosa encontra-se perto da dura-máter. O MAI é aberto sobre o nervo vestibular inferior e refletido superiormente para evitar lesão do nervo facial.

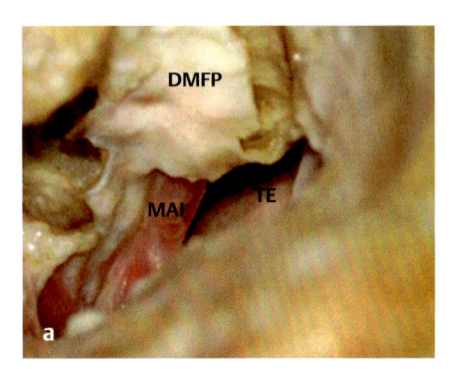

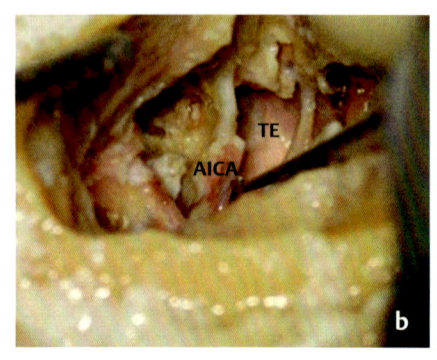

Fig. 9-7. Abertura da dura-máter da fossa posterior. (**a**) O meato acústico interno na fossa craniana posterior e a relação com o tronco encefálico. (**b**) Após a remoção dos nervos do meato, foi possível identificar AICA (artéria cerebelar anteroinferior). DMFP: Dura-máter da fossa posterior (rebatida anteriormente); TE: tronco encefálico.

ACESSO RETROLABIRÍNTICO

Vagner Antonio Rodrigues da Silva • Joel Lavinsky

A via de acesso retrolabiríntica é extradural, feita pela mastoidectomia. É uma via destinada a tumores até com estádio II e com audição funcional preservada. Também é o componente primário de outras exposições maiores à base do crânio, como as vias translabiríntica, transcoclear, infratemporal, transpetrosa e as craniotomias lateral e retrossigmóidea combinadas.

PASSOS DO ACESSO RETROLABIRÍNTICO
1. Mastoidectomia "canal *wall up*" ampla com esqueletização da dura-máter da fossa média, fossa posterior, seio sigmoide e bulbo jugular.
2. Identificação adequada da porção mastóidea do nervo facial.
3. Identificação da *blue lining* do canal semicircular posterior, mas sem abri-lo.
4. O broqueamento abaixo do canal semicircular posterior, com boa identificação do bulbo da jugular, possibilita alcançar o conduto auditivo interno e expor a dura-máter pré-sigmóidea da fossa posterior, que envolve o plano meatal (Fig. 10-1).

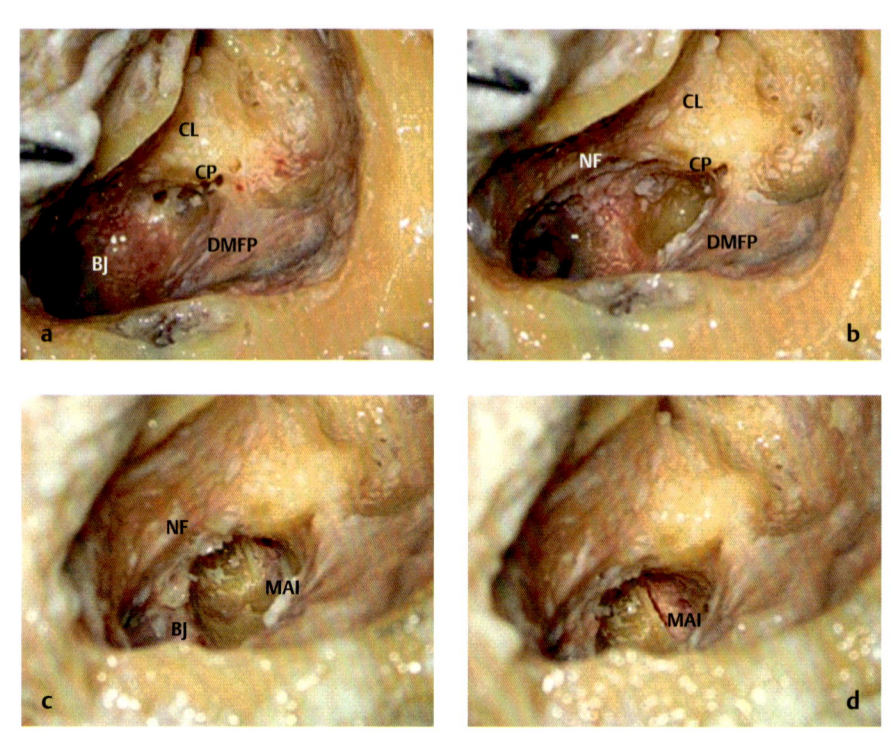

Fig. 10-1. Acesso retrolabiríntico. (**a**) Exposição do bloco labiríntico, bulbo jugular (BJ) e dura--máter da fossa posterior (DMPF). (**b**) Broqueamento da região retrolabiríntica acima do bulbo da jugular. (**c**) Exposição do meato acústico interno (MAI). (**d**) Ampliação do MAI. CL: Canal Lateral; CP: canal posterior; NF: nervo facial.

ACESSO TRANSÓTICO E TRANSCOCLEAR

CAPÍTULO 11

Vagner Antonio Rodrigues da Silva • Joel Lavinsky

Os acessos transótico (TO) e transcoclear (TCO) são abordagens cirúrgicas da base lateral do crânio que podem alcançar o ápice petroso, o ângulo pontocerebelar (APC) e a porção central da base do crânio (Fig. 11-1). Uma das principais diferenças entre eles é o manejo do nervo facial. No TO o nervo facial é mantido no canal de Falópio. NO TCO ocorre a descompressão do nervo facial e sua transposição.

Os acessos TO e TCO devem permitir a ampla exposição de estruturas mediais do osso temporal. Limites da dissecção (Quadro 11-1).

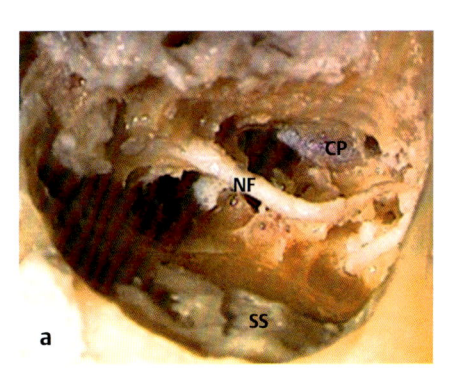

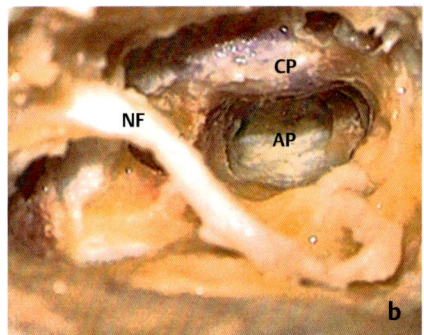

Fig. 11-1. (**a**) Acesso transótico, com o nervo facial (NF) mantendo sua posição anatômica. (**b**) Acesso transcoclear com transposição do NF e boa identificação do ápice petroso (AP). CP: Artéria carótida petrosa; SS: seio sigmoide.

Quadro 11-1. Limites da Dissecção dos Acessos Transcoclear e Transótico
- Anterior: artéria carótida interna intrapetrosa
- Posterior: seio sigmoide
- Superior: seio petroso superior
- Inferior: bulbo da jugular e seio petroso inferior

TÉCNICA CIRÚRGICA
Exenteração da Cápsula Ótica
1. Com a conclusão da petrosectomia subtotal e esqueletização do nervo facial, a cavidade cirúrgica é dividida em dois compartimentos pelo facial – anterior e posterior.

Região Posterior
1. A labirintectomia é realizada pela remoção gradual dos canais semicirculares e abertura para o vestíbulo, como no acesso translabiríntico.
2. O osso que recobre a dura-máter da fossa posterior é removido. O saco e o ducto endolinfáticos são cauterizados e divididos.
3. O bulbo jugular é identificado após dissecção retrofacial com a criação de um espaço abaixo do MAI e acima do bulbo jugular.
4. O aqueduto coclear é identificado anteromedial às células aéreas retrofaciais.
5. Uma cavidade superior ao MAI é criada.
6. A dissecção do MAI é continuada até que pelo menos 180 graus de exposição circunferencial sejam obtidos. Deve-se ter cuidado no compartimento anterossuperior do MAI, em que o nervo facial é mais vulnerável a lesões.
7. O osso sobre o fundo do MAI para o poro é aberto, deixando uma fina camada de osso sobre a dura-máter meatal para ser eventualmente removida.
8. O osso sobre o seio sigmoide pode ser gerenciado de várias maneiras: esqueletizado para seguir seu contorno, desenvolvendo uma ilha de osso para compressão manual suave ("ilha de Bill") ou totalmente removido para permitir a descompressão, usando um afastador.

Região Anterior
1. A cóclea é broqueada para expor o MAI, que se encontra predominantemente anterior ao facial.
2. À medida que a dissecção vai para região anterior, a dura-máter anterior ao meato também é exposta ao nível do segmento vertical do MAI.
3. A redução óssea entre o bulbo jugular e a região inferior do MAI requer o trabalho sob e sobre o canal de falópio, que é deixado em sua posição anatômica em todo o campo cirúrgico ou pode ser transposto (transcoclear).
4. Osso suficiente é deixado ao redor do canal para evitar fraturas acidentais. O osso medial à artéria carótida vertical é removido o máximo possível.
5. Superiormente, o seio petroso superior pode ser seguido até o cavo de Meckel.
6. Com a retirada da cóclea, expõe-se o ápice petroso, que pode ter aspectos variados em termos de pneumatização. Essa região pode ser abordada em caso de lesões locais ou mesmo broqueada a fim de se expor doenças mais mediais.

ÍNDICE REMISSIVO

Entradas acompanhadas por *f* ou *q* em itálico indicam figuras e quadros, respectivamente.

A
AASI (Aparelho de Amplificação Sonora Individual), 33, 37
Abertura
  da janela redonda, 34*f*
    na TP, 34*f*
  do MAI, 70
    acesso translabiríntico, 70
Abutment
  apertamento do, 41*f*
  fixação do, 41*f*
  instalação do, 40
    início da, 40*f*
  posicionamento do, 42*f*
  transfixado, 41*f*
Acesso
  retrolabiríntico, 73, 74
    passos do, 73
  TCO, 75, 76
    dissecção dos, 75*q*
      limites da, 75*q*
    técnica cirúrgica, 76
      exenteração da cápsula ótica, 76
  TO, 75, 76
    com NF, 75*f*
      na posição anatômica, 75*f*
    dissecção dos, 75*q*
      limites da, 75*q*
    técnica cirúrgica, 76
      exenteração da cápsula ótica, 76
  translabiríntico, 67-72
    abertura do MAI, 70
    labirintectomia, 67
    mastoidectomia, 67
Anatomia
  do osso temporal, 7-17

artéria carótida interna, 15
NF, 16
  GG, 16
  nervo corda do tímpano, 17
  segmento, 16
    horizontal, 16
    labiríntico, 16
    mastóideo, 17
    timpânico, 16
    vertical, 17
orelha interna, 13
  cápsula ótica, 13
  MAI, 15
orelha média, 9
  ático, 12
  cadeia ossicular, 10
  epitímpano, 12
  funículo, 12
  hipotímpano, 12
  mesotímpano, 11
  MT, 10
  parede posterior, 13
seio sigmoide, 15
superfície lateral, 7
  escama do, 8
  lados, 7*q*
  mastoide, 8
  osso, 8
    escamoso, 8
    petroso, 8
    timpânico, 8
  relações, 7*q*
Antro, 13
Artéria Carótida
  interna, 15, 19-31
    exposição da, 19-31

Ático
  limites, 12

B
BB (Bonebridge)
  cirurgia, 49
    acesso RS, 51
    FM, 50
    MT, 49
  posicionamento do, 50f
    na MS, 50f
BB-BCI (Bonebridge – *Bone Conduction Implant*)
  implantado, 49
    na FM, 49
    na MS, 49
    no RS, 49
BC-FMT (*Bone-Conduction Floating-Mass Transducer*), 49
Bigorna, 10
  ramo da, 57
    curto, 57
    longo, 57
Broqueamento
  diretrizes gerais, 2
    irrigação, 5
    preparação da peça, 5
    sucção, 5

C
Cadeia
  ossicular, 10
    bigorna, 10
    estribo, 11
    martelo, 10
CAE (Conduto Auditivo Externo), 21f, 33
Canal
  cápsula ótica, 13
    semicircular, 13, 14
      lateral, 13
      posterior, 14
      superior, 14
    wall down, 26
      passos, 26
Cápsula Ótica
  canal semicircular, 13, 14
    lateral, 13
    posterior, 14
    superior, 14
  exenteração da, 76
    região, 76
      anterior, 76
      posterior, 76

Cóclea, 14
Cocleostomia, 35f
Colocação
  do implante, 52
    OSIA2, 52
      perfuração para, 53f
      preparação para, 52
Cortical
  do osso temporal, 39f, 52f
    perfuração da, 39f, 52f
    exposição e, 39f

D
Descompressão
  do NF, 19-31
Dissecção
  do osso temporal, 1-5
    introdução à, 1-5
      ajuste das oculares, 4f
      bancada para, 1f
      broqueamento, 2
        diretrizes gerais, 2
      materiais, 1, 2f
      posicionamento, 3f
  limites da, 75q
    dos acessos, 75q
      TCO, 75q
      TO, 75q

E
Epitimpanectomia
  posterior, 58f
Epitímpano
  ático, 12
  limites, 12
Escama
  do osso temporal, 8
Estribo, 11
  supraestrutura do, 58
    prótese ativa, 58
Exenteração
  da cápsula ótica, 76
    região, 76
      anterior, 76
      posterior, 76
Exposição
  da artéria carótida interna, 19-31
  da janela redonda, 34f
    na TP, 34f
  do forame jugular, 19-31
  do MAI, 65f
    na FM, 65f

ÍNDICE REMISSIVO

F
FM (Fossa Média), 61-66
  anatomia cirúrgica, 61
  BB na, 50
    posicionamento do, 50f
  BB-BCI implantado na, 49
  MAI na, 65f
    exposição do, 65f
    identificação do, 65f
  técnica cirúrgica, 62
    acesso à, 62f
      craniotomia para, 63f
      incisão para, 62f
FMT (*Floating Mass Transducer*), 57
Forame
  jugular, 19-31
    exposição do, 19-31
Funículo, 12

G
GG (Gânglio Geniculado), 16, 29f, 31f, 66f

H
Hipotímpano
  limites, 12

I
IC (Implante Coclear), 33-35
Identificação
  do MAI, 65f
    na FM, 65f
Implante
  OSIA2, 52, 54
    colocação do, 52
      perfuração para, 53f
      preparação para, 52
    inserção do, 54
Incisão
  para OSIA2, 51, 52f
Incisão Linear
  em estágio único, 37
    técnica de, 37
      instalação do *abutment*, 40
      marcação, 38f
      perfuração, 39, 40f
Inserção
  do implante, 54
    OSIA2, 54
Instalação
  do *abutment*, 40
    início da, 40f
Irrigação
  no broqueamento, 5

J
Janela
  oval, 11
    mesotímpano, 11
  redonda, 12, 58
    mesotímpano, 12
    prótese ativa, 58

L
Labirintectomia
  acesso translabiríntico, 67
Lado(s)
  do osso temporal, 7q

M
MAE (Meato Acústico Externo), 8
MAI (Conduto Auditivo Interno), 9, 15
MAI (Meato Acústico Interno), 61
  abertura do, 70
    acesso translabiríntico, 70
  na FM, 65f
    exposição do, 65f
    identificação do, 65f
Marcação
  e incisão linear, 38f
  para OSIA2, 51, 52f
Martelo, 10
Mastoidectomia(s), 19-31
  aberta, 26
    passos, 26
  acesso translabiríntico, 67
  com muro baixo, 26
  conservadora, 21, 58f
    passos, 21
Material(is)
  para dissecção, 1
    do osso temporal, 1
      básicos, 2f
Mesotímpano
  limites, 11
    janela, 11, 12
      oval, 11
      redonda, 12
    nervo corda, 11
      do tímpano, 11
    processo cocleariforme, 11
    promontório, 11

MIPS (*Minimally Invasive Ponto Surgery*)
  com *punch*, 42
    passos, 42
      incisão, 42
      perfuração, 45
MT (Mastoide)
  BB na, 49, 50*f*
    posicionamento do, 50*f*
  BB-BCI implantado na, 49
MT (Membrana Timpânica), 10, 27*f*

N

NF (Nervo Facial), 65*f*
  GG, 16
  na posição anatômica, 75*f*
    acesso TO com, 75*f*
  nervo corda do tímpano, 17
  segmento, 16
    horizontal, 16
    labiríntico, 16
    mastóideo, 17
    timpânico, 16
    vertical, 17

O

Orelha Interna
  cápsula ótica, 13
    canal semicircular, 13, 14
      lateral, 13
      posterior, 14
      superior, 14
    cóclea, 14
    vestíbulo, 14
    MAI, 15
Orelha Média, 9
  ático, 12
    limites, 12
  cadeia ossicular, 10
    bigorna, 10
    estribo, 11
    martelo, 10
  epitímpano, 12
    limites, 12
  funículo, 12
  hipotímpano, 12
    limites, 12
  mesotímpano, 11
    janela, 11, 12
      oval, 11
      redonda, 12
    limites, 11
    nervo corda do tímpano, 11

processo cocleariforme, 11
promontório, 11
MT, 10
parede posterior, 13
  antro, 13
  recesso facial, 13
  seio timpânico, 13
prótese ativa de, 57, 58
  passos da cirurgia, 57
    janela redonda, 58
    ramo da bigorna, 57
      curto, 57
      longo, 57
    supraestrutura do estribo, 58
OSIA2
  implante, 52, 54
    colocação do, 52
      perfuração para, 53*f*
      preparação para, 52
    inserção do, 54
  incisão, 51, 52*f*
  marcação, 51, 52*f*
  perfuração, 52
    da cortical, 52*f*
    do osso temporal, 52*f*
Osso
  anatomia, 8
    escamoso, 8
    mastoide, 8
    petroso, 8
    timpânico, 8
      anterior, 8
      posterior, 8
Osso Temporal
  anatomia do, 7-17
    artéria carótida interna, 15
    NF, 16
      GG, 16
      nervo corda do tímpano, 17
      segmento, 16
        horizontal, 16
        labiríntico, 16
        mastóideo, 17
        timpânico, 16
        vertical, 17
    orelha interna, 13
      cápsula ótica, 13
      MAI, 15
    orelha média, 9
      ático, 12
      cadeia ossicular, 10
      epitímpano, 12
      funículo, 12

hipotímpano, 12
mesotímpano, 11
MT, 10
parede posterior, 13
seio sigmoide, 15
superfície lateral, 7
  escama do, 8
  lados, 7q
  mastoide, 8
  osso, 8
    escamoso, 8
    petroso, 8
    timpânico, 8
  relações, 7q
cortical do, 39f, 52f
  perfuração da, 39f, 52f
  exposição e, 39f
dissecção do, 1-5
  introdução à, 1-5
    ajuste das oculares, 4f
    bancada para, 1f
    broqueamento, 2
      diretrizes gerais, 2
    materiais, 1, 2f
    posicionamento, 3f
prótese ancorada no, 37-47, 49-55
  percutânea, 37-47
    incisão linear, 37
      em estágio único, 37
    indicações, 37
    MIPS, 42
      com *punch*, 42
  transcutânea, 49-55
    Bonebridge, 49
    OSIA2, 51

P

PAAO (Prótese Auditiva Ancorada no Osso), 37
Parede
  posterior, 13
    orelha média, 13
      antro, 13
      recesso facial, 13
      seio timpânico, 13
Passo(s)
  do acesso retrolabiríntico, 73, 74
Peça
  preparação da, 5
    no broqueamento, 5
Perfuração
  alargamento da, 40f
  com a broca escareadora, 45f

da cortical, 39f, 52f
  do osso temporal, 39f, 52f
    exposição e, 39f
    para OSIA2, 52f
  para colocação, 53f
    do implante OSIA2, 53f
  para PAAO, 39
Processo
  cocleariforme, 11
    mesotímpano, 11
Promontório
  mesotímpano, 11
Prótese
  ancorada, 37-47, 49-55
    no osso temporal, 37-47, 49-55
      BB, 49
      incisão linear, 37
        em estágio único, 37
      indicações, 37
      MIPS, 42
        com *punch*, 42
      OSIA2, 51
      percutânea, 37-47
      transcutânea, 49-55
  ativa, 57, 58
    de orelha média, 57, 58
    passos da cirurgia, 57
Punch
  de biópsia, 42f
  técnica com, 42
    minimamente invasiva, 42
    passos, 42

R

Recesso
  facial, 13
Relação(ões)
  do osso temporal, 7q
RS (Retrossigmoide)
  acesso, 51
    BB no, 51
    BB-BCI implantado na, 49

S

Segmento
  do NF, 16
    labiríntico, 16
    mastóideo, 17
      vertical, 17
    timpânico, 16
      horizontal, 16

Seio
  sigmoide, 15
  timpânico, 13
Sucção
  no broqueamento, 5
Superfície
  do osso temporal, 7
    lateral, 7

T
TCO (Transcoclear)
  acesso, 75, 76
    dissecção dos, 75*q*
      limites da, 75*q*
    técnica cirúrgica, 76
      exenteração da cápsula ótica, 76
Tímpano
  nervo corda do, 11, 17
    mesotímpano, 11

TO (Transótico)
  acesso, 75, 76
    com NF, 75*f*
    dissecção dos, 75*q*
      limites da, 75*q*
    na posição anatômica, 75*f*
    técnica cirúrgica, 76
      exenteração da cápsula ótica, 76
TP (Timpanotomia Posterior)
  janela redonda, 34*f*
    abertura da, 34*f*
    exposição da, 34*f*
  passos, 24

V
Vestíbulo, 14
VORP (Prótese de Substituição Ossicular Vibratória), 57
VSB (*Vibrant Soundbridge*), 57